Veröffentlichungen der Gesellschaft für Heilkunde in Berlin.

IV.

Oeffentliche Versammlung

der

pädiatrischen Section

am 5. und 6. April 1880.

Im Auftrage der Section

herausgegeben

von

Dr. Max Salomon und **Dr. A. Baginsky,**
Schriftführern.

Berlin, 1881.
Druck und Verlag von G. Reimer.

Inhalts-Verzeichniss.

Satzung und Geschäftsordnung

der

pädiatrischen Section

der

Gesellschaft für Heilkunde

zu Berlin.

§ 1. Die von der Gesellschaft für Heilkunde in Berlin am 24. April 1879 begründete „**pädiatrische Section**" stellt sich zur Aufgabe, bei der immer wachsenden Bedeutung der Kinderheilkunde ihre Mitglieder dauernd zu gemeinsamen Arbeiten zu vereinigen.

§ 2. Die Section, als Glied der Gesellschaft für Heilkunde, erkennt deren Satzungen als für sich bindend an. Die Mitglieder der Section, soweit sie nicht in Berlin wohnen, treten als ausserordentliche Mitglieder in die Gesellschaft ein.

§ 3. Die Section veranstaltet alljährlich im Laufe des Frühjahres öffentliche Versammlungen in Berlin.

§ 4. In der ersten dieser Versammlungen wählt die Section durch einfache Stimmenmehrheit

einen Vorsitzenden und
zwei Stellvertreter desselben.

Diese bilden in Gemeinschaft mit einem Schriftführer und den Schatzmeister der Gesellschaft für Heilkunde (oder einem Vertreter desselben) den Vorstand der Section und haben während des nächsten Jahres die Geschäfte zu führen.

In den öffentlichen Versammlungen cooptirt der Vorstand nach Bedürfniss einen oder zwei Schriftführer.

§ 5. Der Beitrag der Mitglieder der Section ist für das Kalenderjahr auf fünf Mark festgesetzt.

Der Schatzmeister ist befugt, den Jahresbeitrag event. durch Postmandat einzuziehen.

§ 6. Die Verhandlungen der Section werden gedruckt. Jedes Mitglied der Section erhält unentgeltlich ein Exemplar derselben. (Auch erhält jedes Mitglied die übrigen Publicationen der Gesellschaft.)

Geschäfts-Ordnung.

§ 1. Der Vorsitzende setzt die Tagesordnung fest, bestimmt die Reihenfolge der Vorträge und etwaiger Demonstrationen und leitet die Verhandlung.

§ 2. In der Regel sind für jeden Vortrag 30 Minuten angesetzt, doch hat der Vorsitzende das Recht, ohne Befragung der Versammlung für die Dauer desselben 40 Minuten zu gewähren. Nach Ablauf dieser Zeit hat die Versammlung durch Abstimmung über die weitere Fortdauer zu bestimmen.

§ 3. Die Reden in der Discussion dürfen 5 Minuten dauern; der Vorsitzende kann jedoch 10 Minuten Dauer gestatten, es sei denn dass die Versammlung durch Abstimmung auf Antrag eine andere Willensmeinung kundgiebt.

§ 4. Anträge, welche der Beschlussfassung der Versammlung unterliegen, sind dem Vorsitzenden schriftlich einzureichen.

Verzeichniss der Mitglieder

der

pädiatrischen Section.

Abelin, Dr. Prof. Stockholm.
Baginsky, *A.*, Dr. Berlin.
Barwinski, Dr. Suderode.
Beneke, Dr. Geh. Med.-R. Prof. Marburg.
Binz, Dr. Prof. Bonn.
Bohn, Dr. Prof. Königsberg.
Bokai, Dr. Prof. Pest.
Demme, Dr. Prof. Bern.
Dohrn, Dr. Prof. Marburg.
Edel, Dr. Charlottenburg.
Emminghaus, Dr. Prof. Dorpat.
D'Espine, Dr. Prof. Genf.
Flesch, Dr. San.-R. Frankfurt a. M.
Förster, Dr. Med.-R. Direktor des Krankenhauses. Dresden.
Gerhardt, Dr. Geh. Hofrath. Prof. Direktor der medicinischen Klinik. Würzburg.
Hauke, Dr. dirigirend. Primararzt d. Kronprinz Rudolf Kinderhospitales. Wien.
Hennig, Dr. Prof. Leipzig.
Herz, Dr. Wien.
Koch, Dr. Wiesbaden.
Kohts, Dr. Prof. Strassburg i. E.
Kormann, Dr. Coburg.
Leichtenstern, Dr. Prof. Tübingen.
Lichtheim, Dr. Prof. Bern.
Lorey, Dr. Frankfurt a. M.
Löwe, *W.*, Dr. Berlin.
Mannkopff, Dr. Prof. Marburg.
Marcus, Dr. Frankfurt a. M.
Monti, Dr. Docent. Wien.
Müller, Dr. Prof. Bern.
Nötzel, Dr. Ob.-Stabs-Arzt. Colberg.
Pauly, Dr. Posen.
Penzoldt, Dr. Erlangen.
Pfeiffer, Dr. Med.-R. Weimar.
Pilz, Dr. Stettin.
Politzer, Dr. Prof. Wien.
Ranke, Dr. Prof. München.
Rauchfuss, Dr. Prof. St. Petersburg.
Rehn, Dr. Frankfurt a. M.
v. *Rinecker*, Dr. Geh. Hofrath. Prof. Würzburg.
Ritter von Rittershain, Dr. Prof. Prag.
Salomon, *Max*, Dr. Berlin.
Schnitzler, Dr. Prof. Redakteur der Wiener medicinisch. Presse. Wien.
Schulze, Dr. Geh. Hof-R. Prof. Jena.
Seeligmüller, Dr. Docent. Halle.
Seidel, Dr. Prof. Jena.
Soltmann, Dr. Docent. Breslau.
Stage, Dr. Kopenhagen.
Thomas, Dr. Prof. Freiburg i./Br.
Trüstedt, Dr. Bad Elmen.
Tschamer, Dr. Docent. Graz.

Unterholzner, Dr. dirigirend. Primararzt des Leopoldstädter Kinderspitales. Wien.
Vogel, Dr. Prof. Dorpat.
Vollmer, Dr. San.-R. dirigirend. Arzt des Hedwig-Krankenhauses. Berlin.
Wagner, Dr. Redakteur des Jahrbuches f. Kinderheilkunde. Leipzig.
Wertheimber, Dr. München.
Wiederhofer, Dr. Prof. Wien.
Wiesner, Dr. Frankfurt a. M.
Winckel, Dr. Geh. Hofrath. Prof. Direktor der Königl. Entbindungs-Anstalt. Dresden.
Wyss, Dr. Prof. Zürich.
Zini, Dr. Graz.

Der **Vorstand der Section** pro 1880 besteht aus den Herren

C. Gerhardt (Würzburg).
F. Winckel (Dresden).
W. Löwe (Berlin).
Max Salomon
A. Baginsky } Schriftführer.

Versammlung am 5. April 1880.

Vorsitzender: Herr **F. Winckel** - Dresden.

Derselbe eröffnet die Versammlung um 12$^1/_2$ Uhr mit folgenden Worten:

M. H. ich erlaube mir zunächst Sie bei Eröffnung des zweiten pädiatrischen Congresses zu begrüssen und den Wunsch auszusprechen, dass die Verhandlungen dieses Congresses auch diesmal allseitige Theilnahme und allseitiges Interesse erregen mögen, dass sie nicht blos in diesen Räumen, sondern auch über dieselben hinaus für unsere Wissenschaft von Bedeutung seien. Ich bedauere, dass unser erster Vorsitzender Herr Geh. Rath Gerhardt noch nicht erschienen ist.

Es ist zunächst meine Pflicht, Hrn. Geh. Rath Steinthal den Dank auszusprechen für die Ueberweisung eines Schriftchens, nämlich des 51. Jahresberichts des allgemeinen Hospitals für kranke Kinder in Manchester vom Jahre 1880.

Da ich als Gynäkologe wenig in der Lage sein dürfte, den verschiedensten Zwecken der Pädiatriker allseitig zu entsprechen, so erlaube ich mir im Einverständniss mit den Herren, die hier in meiner Umgebung sitzen, Ihnen vorzuschlagen, dass wir Herrn Geh. Rath Beneke bitten, für die heutige Sitzung den Vorsitz zu übernehmen.

Die Versammlung stimmt dem zu und Herr Beneke (Marburg) übernimmt den Vorsitz.

Herr Gusserow (Berlin). M. H., mir ist der ehrenvolle Auftrag geworden, im Namen unserer Gesellschaft für Heilkunde Sie hier zu begrüssen. Unser erster Präsident Herr Prof. Liebreich ist durch eine Reise daran verhindert und so erlaube ich mir, im Namen der Gesellschaft alle diejenigen Herren, die uns die Ehre geschenkt haben von ausserhalb zu dieser Versammlung zu kommen, von Herzen willkommen zu heissen.

Herr **Max Salomon** - Berlin:

Ueber das Verhältniss des Specialismus zur Gesammtmedicin.

Meine Herren! Das Thema, über das einige Worte zu sprechen Sie mir gütigst gestatten, erscheint wol den meisten von Ihnen als ein so selbstverständlich zu behandelndes, dass höchstens Ihre Verwunderung und Ihr Befremden darüber laut werden möchte, warum es nicht schon im vorigen Jahre, bei Gelegenheit unserer ersten öffentlichen Versammlung, Gegenstand der Erörterung gewesen ist. Und ich kann Ihnen in gewisser Beziehung darin nicht Unrecht geben. Wurden doch schon damals Stimmen von Collegen laut, die einerseits den ganzen Zweck unserer Bestrebungen nicht einzusehen vermochten, andererseits es für unrichtig hielten, dem Specialistenthum in der Medicin neue Haltepunkte, neues Terrain gegeben zu haben. Wenn wir dessungeachtet erst heute dies Thema auf die Tagesordnung gesetzt haben, so sind wir dabei ausschliesslich von einer practischen Erwägung geleitet worden. Jene erste Versammlung war ja gleichsam eine Probe, ob das, was theoretisch erdacht, auch im Leben zur Wirklichkeit, zum vollen Dasein gelangen könnte, ob unser Experiment auch gelingen und in seinen ersten Anfängen nicht gleich als lebensunfähig sich erweisen möchte. Nun, meine Herren, dass die Idee richtig war, das hat die vorjährige Versammlung wol Allen zur Genüge bewiesen, eine Versammlung, deren Verhandlungen von der Wissenschaft allseitig freundlich aufgenommen worden sind. So ist denn, wie so oft in der Medicin, die Praxis vorausgeeilt, hat ihr Urtheil, in unserm Falle ein zustimmendes, abgegeben, und Sache der theoretischen Besprechung ist es jetzt zu zeigen, warum die Idee richtig war, und nicht allein uns, sondern auch den Fernstehenden einmal deutlich vor Augen zu führen, welches unsere Gedankenverbindung bei Schaffung der Sectionen unserer Gesellschaft gewesen ist.

Der Medicin droht in der gegenwärtigen Epoche, Niemand wird es leugnen, eine grosse Gefahr und zwar durch das immer mehr überhand nehmende Specialistenthum. Es giebt ja jetzt fast keinen Körpertheil, kein Alter mehr, das nicht specialistisch practisch cultivirt würde. Wir haben Augen-, Ohren-, Nasen-, Kehlkopf-, Brust-, Magen-, Unterleibs-, Haut-, Haar-, Kinder-, Greisen- u. s. w. Aerzte, und in nicht zu langer Zeit könnten wir vielleicht auf den Standpunkt der alten Aegypter kommen, bei denen der Specialismus uns in der entwickelsten, kastenmässig abgesonderten Form entgegentritt. Dass dieser Zug der Zeit ein für unsere Wissenschaft und Kunst verderblicher ist, das lehrt uns schon die Geschichte. Die ägyptische Medicin ist, nachdem sie eine mehr formale Ausbildung erlangt, stehen geblieben auf einer nur mässigen Entwickelungsstufe und ist dann zum Schweigen im wissenschaftlichen Völkerconcerte verurtheilt worden, hat für die spätere rapide Ausbildung der Medicin absolut keine Bedeutung mehr gehabt. Blicken wir dagegen auf die dem Specialistenthume abholde griechische Medicin — welch' herrliches Bild leuchtet uns entgegen! Hervorgegangen, geboren aus eigener Kraft (denn die Einwirkung der ägyptischen Medicin auf die Gestaltung der griechischen ist noch durchaus unerwiesen), erwuchs aus diesem schwachen aber gesunden Pflänzchen ein kräftiger, vollsaftiger Baum, in dessen mächtigen, dichtbelaubten Aesten die Medicin kommender Jahrtausende Schutz fand in Zeiten der Barbarei und des Vernichtungskrieges gegen jegliche Wissenschaft. Dort Starrheit und Tod — hier Entwicklung und Leben, dort Beschränktbleiben auf das eigene Land ohne Einwirkung auf die übrige Welt — hier Ausdehnung über die ganze Erde und mächtigster Einfluss auf die Gesammtbildung des Menschengeschlechtes.

Meine Herren! Ich fürchte nicht, von Ihnen missverstanden zu werden. Nicht gegen den Specialismus als solchen wende ich mich. Im Gegentheile, seine Berechtigung ja Nothwendigkeit erkenne ich vollkommen an. Einen wissenschaftlichen Specialismus hat es gegeben, so lange es eine Medicin giebt, und muss es auch geben, weil nur so die einzelnen Sparten einer grösseren Vollkommenheit entgegengeführt werden können. Allein es giebt ein gewisses Maass, das nicht überschritten werden darf. Immer muss die Specialistik eingedenk bleiben des gemeinsamen Bodens, muss in engster Verbindung verkettet sein mit der nährenden Mutter, der Allgemein-Medicin. Verliert sie dies aus den Augen, sucht sie sich zu emancipiren und als selbständiges Ganzes weiter zu streben, so hat sie sich damit ihr Verdammungsurtheil gesprochen. Anscheinend wird eine Zeit lang freilich ihr Wachsthum noch fortschreiten, und nur dem genauen Beobachter wird es offenbar, dass dies Wachsthum ein mehr formales, äusseres ist, dass das innere Leben nicht mehr in der früheren Gluth weiter pulsirt. Es wird die Technik wol noch mehr ausgebildet, die verschiedenen Untersuchungsmethoden werden noch verfeinert, allein das Gesichtsfeld wird beschränkter und der ärztliche Blick in Folge dessen getrübt, die pars gilt pro toto, das Verständniss für die Beziehungen der Organerkrankungen zum Gesammtorganismus verflacht allmählich. In schöner poetischer Gestaltung haben uns die Griechen dies Verhältniss in der Sage vom Antaeus geschildert: Auf der Erde, seiner Mutter, stehend erfüllte ihn unüberwindliche Kraft, emporgehoben, losgelöst von der Verbindung mit ihr, ward er leicht vom Herkules bezwungen.

Aber noch eine zweite Gefahr droht unserer Wissenschaft durch das zu üppige Wuchern der Specialistik. Trifft die vorhin skizzirte die Medicin nur mittelbar, in so fern einzelne Zweige zu verkümmern oder zu hoch in's Kraut schiessend Blüthen und Früchte immer spärlicher zu gewähren drohen, so zielt diese zweite Gefahr unmittelbar in's Herz der Heilkunst. Das Gebiet der Medicin ist ja jetzt ein so weites, unermessliches, dass es auch dem Tüchtigsten ungemein schwer wird, nicht, dasselbe völlig zu beherrschen, denn das kann man wol zu den Unmöglichkeiten zählen, sondern nur die Fühlung mit den einzelnen Fächern zu bewahren. Es gehört für den practischen Arzt, ich glaube das behaupten zu dürfen ohne Widerspruch erwarten zu müssen, eine colossale Arbeitskraft und Arbeitslust dazu, sich nur einigermaassen au fait in seiner Wissenschaft zu halten. Liegt nun da nicht die Gefahr nahe, ja hat uns vielleicht bereits uns unbewusst erfasst, dass wir, schon vollauf in Anspruch genommen vom Kampfe um's Dasein, in diesem geistigen Ringen ermüden und vom Arbeiten ablassen? Die menschliche Natur ist ja nur zu sehr geneigt, Alles nicht unbedingt nothwendig scheinende von sich auf die Schultern Anderer abzuwälzen. So könnte es denn, der Anfang dazu ist schon gemacht, in absehbarer Zeit dahin kommen, dass der practische Arzt sich um wirkliche oder eingebildte Specialitäten gar nicht mehr kümmerte und, sich befriedigt fühlend in der Beschränkung auf Behandlung einiger ihm verbliebenen inneren Krankheiten, in jedem irgend wie nach Specialistik schielenden Falle einen Specialisten zu Hülfe riefe. Damit wäre der Stab über unsere einige, untheilbare Kunst und Wissenschaft gebrochen. Und solchem Zustande gehen wir entgegen, da ja ein höherer wissenschaftlicher Standpunkt, wie ihn nur eine geschichtliche Bildung, die Bekanntschaft mit den Schicksalen der Medicin im Laufe der Jahrtausende zu geben vermag, den meisten von uns leider fehlt. Und woher sollten wir sie auch erlangen — geschieht doch von Seiten dès Staates durchaus Nichts, diese wichtige, wahrhaft wissenschaftserhaltende Disciplin zu fördern!

Aus diesen beiden Gesichtspunkten hat die Gesellschaft für Heilkunde die Sectionen in's Leben gerufen, und wir danken den Herren, die so bereitwillig unserem Rufe gefolgt sind. Wir wollen Specialistik treiben, aber auf dem Boden der Allgemeinmedicin und von dem Standpunkte des practischen Arztes aus. So kann und wird die Sectionsarbeit zum Nutzen dienen der Specialisten, zum Nutzen des Practikers. Jene mag sie eng verknüpft mit der Gesammtwissenschaft halten, mag sie bei ihren Forschungen immer darauf hinweisen, wie das einzelne Organ nur ein Theil des Ganzen ist und nur in seiner Verbindung mit dem Ganzen verstanden und erspriesslich studirt werden kann, wie ein bestimmtes Lebensalter bei aller ihm zukommenden

Eigenthümlichkeit nichts für sich Abgeschlossenes, sondern nur einen Zeitabschnitt des einheitlichen Individuums bildet, wie ein Zweig der Medicin, losgetrennt vom Stamme, verdorren muss. Dem Practiker soll Gelegenheit gegeben werden, sich mit den Fortschritten der Specialistik bekannt zu machen und im eigenen geistigen Mitschaffen sich eine Wissenschaftlichkeit zu bewahren und zu vervollkommnen, die so leicht im Trubel der Praxis vernachlässigt wird. Was wir wünschen und bezwecken, ist ein gegenseitiges Durchdringen der Specialistik und der allgemeinen practischen Medicin zum Heile unserer schönen und hehren Wissenschaft. —

Herr **Kormann**-Dresden (bisher in Coburg):

Therapeutische Mittheilungen aus der Kinderpraxis.

1. Anwendung des Apomorphinum hydrochloricum crystallisatum purissimum[1]) als Expectorans.

Meine Beobachtungen basiren auf 55 Fällen von Catarrhus bronchialis, 2 Fällen von katarrhalischer Pneumonie und 1 Fall von schwerer acuter Laryngitis.

Unter den 55 Kindern, welche an Bronchialkatarrh verschiedener Art litten, waren 4 unterhalb des 1. Lebensjahres, 8 unterhalb des 2. Jahres; 31 standen zwischen dem 3. und 9., ferner 3 im 10., 2 im 12., 4 im 13. und je 1 im 11., 14. und 15. Lebensjahre.

In Betreff der Höhe der Dosirung stellte sich die Praxis heraus, dass ich, für das 1. Lebensjahr die Einzelzahl von 1 Milligramm festhaltend, für jedes weitere Lebensjahr um $^1/_2$ Milligramm stieg, so dass sie im 11 Jahre 6 Milligramm betrug: von hier an gebraucht jedes weitere Lebensjahr eine Steigerung um je ein Milligramm, so dass im 15. Lebensjahre ein Centigramm pro dosi gegeben werden kann.

[1]) Merck in Darmstadt.

Was die Wirkung anbelangt, so stellte sich meist nach 3—4maliger Verabreichung des Medicaments der Beginn der Lösung resp. Besserung des Befindens ein. Anstatt der früheren trocknen Auskultationsgeräusche wurden meist schnell feuchte Rasselgeräusche hörbar, die sich ebenfalls schnell verminderten, weil das verflüssigte Sekret expectorirt, d. h. beim Kinde: aus dem Larynx ausgehustet, dann verschluckt und per anum entfernt worden war. Zuweilen konnte das Sekret auch gesehen werden, wenn man es mit dem Finger vom Larynxeingange entfernte. Stets schien die Abheilung des Katarrhs schneller zu erfolgen, als sie ohne Apomorphin geschieht. Sehr verschieden ist die individuelle Reactionsfähigkeit gegen das Medicament. Während zwei Knaben von 5 resp. 6 Jahren nach dem 2. Löffel der Apomorphin-Lösung sofort erbrachen, konnte ein Säugling die fünffache Menge der seinem Alter zukommenden Dosis ohne jeglichen Schaden, aber auch ohne Erbrechen, vertragen. In anderen 3 Fällen trat das Erbrechen erst mit Eintritt der Besserung ein, entweder als cumulative Wirkung oder als Zeichen, dass sich sehr grosse Mengen von Sekret gebildet haben, die schnell sich entleeren wollen.

In den zwei Fällen von katarrhalischer Pneumonie, in denen Apomorphin gegeben wurde, handelte es sich um Kinder im Alter von $2^1/_2$ und $3^1/_4$ Jahren. Unter der Verabreichung der nöthigen Apomorphindosen und verhältnissmässig grosser Mengen schweren Weins trat eine sehr schnelle Lösung der Lungeninfiltration ein. In dem einem Falle war binnen 4, im anderen binnen 5 Tagen nicht eine Spur von Dämpfung mehr vorhanden.

Was den letzten Fall betrifft, so handelt es sich um einen schweren Pseudocroup bei einem $1^1/_2$jährigen Zwilling (Mädchen). Der Fall war hoch interessant und anscheinend sehr schwer, da sich ausgeprägte laryngostenotische Erscheinungen darboten, welche sich fast volle 3 Tage auf gleicher Höhe hielten. Am 2. Tage der Krankheit wurde Apomorphinlösung verordnet, welche den Eintritt reichlichen Trachealrasselns am 3. Tage herbeiführte.

Ich halte hiernach Apomorphin für das beste der bekannten

Expectorantien, aber allerdings contraindicirt, sobald sich eine organische Verengerung von Larynx oder Trachea annehmen lässt. Weitere Beobachtungen zu veröffentlichen, behalte ich mir vor und bitte die Fachgenossen um ein Gleiches.

In der folgenden Discussion betont

Herr Margulies - Franzensbad, dass, so viel ihm bekannt, es kein Mittel gäbe, welches bei kleinen Kindern als Expectorans wirke. Ein remedium expectorans müsse doch das Expectorat per os zum Vorschein bringen, anderenfalls fehle ja jeglicher Anhaltspunkt für Beurtheilung der angenommenen Wirkung. Ihm scheine das Apomorphin mehr einen resorbirenden Einfluss auszuüben.

Dem gegenüber bleibt

Herr Kormann bei seinen Behauptungen, hält auch den Einwurf, dass man von einer expectorirenden Wirkung nur dann sprechen könne, wenn man dann das Expectorat in dem Spucknapfe sehe, für keinen ernstgemeinten.

2. Einreibungen von Sapo viridis gegen Scrophulose, besonders indurirte Lymphdrüsen scrophulöser Kinder.

Wenn wir als bekannt voraussetzen, dass die Induration der Lymphdrüsen Scrophulöser Folge der Lymphstauung in den Lymphgefässen und Lymphdrüsen (Lymphstase) ist, sowie ferner, dass in dem angestauten Materiale eine mangelhafte Ernährung mit Ausgang in Necrobiose (Verkäsung) eintritt, so kommt es für den practischen Arzt wesentlich darauf an, die Lymphstauung zu heben und so die Veränderung des angestauten Materials in Käsebrei zu verhüten. Gelingt dies, so werden Operationen, wie sie Demme kürzlich vorschlug (subcutane Discisionen indurirter Lymphdrüsen), umgangen werden können. Hier sind Einreibungen von Schmierseife in den Hautkörper von wesentlichem Nutzen. Kann man sich auch über die Wirkungsweise der schmierigen Kaliseife nur hypothetisch eine Erklärung schaffen, so ist doch die Wirkung selbst eclatant und in die Augen springend. Auch habe ich nie Widerstand bei Kindern gefunden, wenn nur bei eintretendem Schmerz die einzureibende Hautstelle gewechselt wird. Mag man nun annehmen, dass die Resorption von Kaliseife vom Hautkörper aus das angestaute Lymphmaterial verflüssigt und zur Ueberführung in den Kreislauf geneigt macht, oder, dass die in Folge der Einreibung erzeugte starke Exsudation auf der Haut und beschleunigte Epidermisbildung gleichsam als Ableitungsmittel für die angestaute Lymphe dient, so viel ist gewiss, dass man sich bei der hier bezeichneten Anwendung der Schmierseife bald überzeugen wird, um wie viel schneller scrophulöse Lymphdrüsenschwellungen abschwellen, als bei jeder andern Behandlung. Aber nicht allein mit den indurirten Drüsen ist dies der Fall, sondern auch die ihnen zu Grunde liegenden scrophulösen Krankheiten, z. B. Ozaenen, Eczeme und Augenleiden, heilen bedeutend schneller ab als sonst.

Ich kann vorläufig nur über 4 Fälle berichten. Sie wurden täglich einmal (pro dosi ca. 1 Theelöffel voll) mit Schmierseife geschmiert, und zwar so, dass an der Hautstelle, unter welcher die geschwellten Lymphdrüsen sich befinden, begonnen wird. Man reibt Abends ein, lässt die Seife Nachts über darauf, um sie Morgens wieder abzuwaschen. Am nächsten Tage wird ebenso verfahren. So wie die betreffende Hautstelle zu schmerzen anfängt, wird eine andere eingeschmiert. Meist muss man am Halse beginnen, kann dann den Rücken, dann die Brust und den Bauch, schliesslich die Extremitäten schmieren. Unterdessen ist die Haut des Halses wieder mit neuer Epidermis bedeckt und kann die Schmierkur wieder von vorn beginnen. Unter den 4 Fällen, welche durch Schmierseife-Schmierkur schnell geheilt wurden, befanden sich 3 Kinder mit scrophulösen Eczemen und den sie begleitenden Lymphdrüsenschwellungen. Der 4. Fall aber betraf ein scrophulöses Mädchen von 8 Jahren, das an Coryza chronica und einer Infiltration der ersteren obern Lungenspitze litt, welche ich ebenfalls als scrophulösen Ursprungs ansehe. Da auch diese Infiltration sich unter dem Gebrauche der Seifenschmierkur binnen 14 Tagen vollständig verlor, so nehme ich nicht Anstand, diese Behandlung den Fachgenossen gegen alle scrophulösen Leiden zu empfehlen. Die Beobachtungen wurden mit dem 31. December 1879 abgeschlossen, sollen aber an anderer Stelle in weiterer Fortsetzung veröffentlicht werden.

Discussion.

Herr Margulies wendet sich gegen die Anwendung der Schmierseife bei Ozaena; die Mittel könne nur in geringer Menge in die Nase eingeführt werden, verursache heftige Schmerzen und sei wirkungslos. Er empfiehlt dagegen das Hebra'sche Mittel, Einführung von in Leberthran getauchte Charpie in die Nasenlöcher.

Herr Kormann bemerkt, er habe nicht von Einbringen der Schmierseife in die Nase gesprochen, sondern von Einreibungen des Mittels in die äussere Hautbedeckung.

Herr **Winckel** - Dresden übernimmt den Vorsitz.

Herr **Beneke** - Marburg:

Ueber die Länge des Darmkanals bei Kindern, sowie über die Capacität des Magens Neugeborener.

M. H.! ich habe die Absicht, Ihnen die Resultate einiger neuerer Untersuchungen vorzulegen, die Länge und Capacität des Darmkanals betreffend. Sie gestatten mir, dass ich zur Motivirung dieser Absicht einige Worte vorausschicke. Die constitutionellen Krankheiten und deren Aetiologie sind seit langer Zeit ein Lieblingsfeld meiner Arbeit gewesen, aber je genauer ich das Gebiet ätiologischer Momente durchforscht oder zu durchforschen gesucht habe, um so klarer ist es mir geworden, dass wir an die eigentliche fons et origo dieser constitutionellen Krankheiten und an die Erklärung derselben noch nicht nahe herangetreten sind. — Wir können nach einem sehr einfachen Schema die gesammten Ursachen, wie für die Krankheiten überhaupt, so namentlich auch für das Gebiet der constitutionellen Krankheiten nach vier Seiten hin trennen. Einmal haben wir hier das grosse Gebiet der diätetischen Schädlichkeiten, andererseits das Gebiet der gesammten äusseren Lebensverhältnisse, mit Allem, was den Menschen aussen umgiebt; wir haben drittens die anatomischen Apparate, also die individuelle Krankheitsanlage, wie sie früher wohl genannt wurde, und schliesslich das Gebiet der psychischen Einwirkungen, welche eine Alteration des Organismus herbeiführen können.

Die einzelnen Gruppen prüfend, finden wir, dass wirklich auf diätetischem Wege zu Stande gekommene Alterationen den Eindruck einer constitutionellen Störung machen können, wie z. B. eine scrophulöse Erkrankung, und eine solche kann dann auch auf diätetischem Wege ganz gewiss beseitigt werden, wenn da allein die Ursache liegt. Ich erinnere hier an ein Wort unseres verehrten Collegen Virchow, welches, je älter ich werde, desto richtiger mir zu sein scheint: „Eine jede dauernde Veränderung der Säfte“ sagte er, „hat irgendwie oder wo in Störungen der anatomischen Apparate ihren Grund“ und drehen wir das um, so würden wir sagen müssen, eine auf diätetischem Wege zu Stande gekommene Alteration ist auch ganz sicher auf diesem Wege zu beseitigen, denn sie hat eben nicht in Störungen anatomischer Apparate ihren Grund. — Nehmen wir z. B. einen einzelnen Fall, wie den einer Polypionie, so werden wir eine solche, wenn sie wirklich auf diätetischem Wege zu Stande gekommen ist, auch auf diesem Wege sicher beseitigen können, ebenso, wie einem derartig zu Stande gekommenen Fall der eben erwähnten Scrophulose. Aber es giebt eine Menge von Polypionieen und scrophulöse Erkrankungen, in denen wir auf diätetischem Wege alles versuchen können, was wir wollen, und doch nicht zum Ziele kommen, wo eben die Ursache anderswo liegt. Wo liegt hier dieselbe? —

Ziehen wir andererseits das grosse Gebiet der äusseren Lebensverhältnisse, auf dem sich augenblicklich die Arbeit der öffentlichen Gesundheitspflege so eifrig bewegt, in Betracht, so ist es keine Frage, dass durch diese Verhältnisse wirklich Alterationen erzeugt werden können, die den ächten constitutionellen Alterationen durchaus gleichsehen. Es können auf diesem Wege Fälle von Scrophulose, Anämie, Phthisis u. s. w. erzeugt werden. Aber ich fordere Sie auf, in Ihrer eigenen Erfahrung nachzufragen. Giebt es denn nicht auch unter den allerbesten äusseren Verhältnissen, in den Palästen der Reichen, gleiche Krankheitsfälle, welche tiefe constitutionelle Alterationen darthun, und giebt es nicht wieder unter den allerschlechtesten äusseren Verhältnissen, in den ärmsten Hütten, Kinder, die uns durch ihr blühendes Aussehen überraschen? Giebt es nicht unter den Schulkindern sehr viele, die, trotzdem sie zu Hause und in der Schule in sehr schlechter Luft leben, doch blühend zu nennen sind? Ich möchte also davor warnen, von der Pflege dieses Gebietes allzuviel in Bezug auf die constitutionellen Krankheiten zu erwarten und gar zu grosse Hoffnung auf dasjenige zu setzen, was wir durch die Verbesserung der äusseren Lebensverhältnisse vielleicht abwenden können, so ausserordentlich wichtig auch dieses Gebiet ätiologischer Krankheitsmomente ist.

Zu den gleichen Resultaten kommen wir, wenn wir die Frage nach der Wirkung der psychischen Einflüsse auf die Gesundheit, ja auf das ganze Leben prüfen. Auch hier sehen wir Zustände entstehen, welche den Eindruck einer constitutionellen Störung machen, welche aber auch jedesmal schwinden, wenn der psychische Zustand, in dem sich der Kranke eben befand und der die Krankheit hervorgerufen hat, vorübergeht. Ich habe derartige Fälle mit besonderem Interesse gesammelt, um den Einfluss gerade der psychischen Affecte auf das Hervortreten somatischer Störungen kennen zu lernen, und erinnere z. B. an die wunderbaren Fälle von Psoriasis, welche nach heftigen gemüthserschütternden Ereignissen eintreten und sofort wieder schwinden, wenn der Affect sich ausgleicht oder auch, wie es mir in einem Falle vorkam, umgekehrt durch heftigen psychischen Affect verschwanden, um später, bei Nachlass der Wirkung desselben, wieder hervorzutreten. Diesen Thatsachen reihen sich die sehr wichtigen Erfahrungen an, welche bei dem Bombardement von Strassburg und im amerikanischen Kriege gemacht wurden, wo durch heftige mechanische Erschütterungen des Nervensystems oder durch heftige psychische Eindrücke (Angst, Schrecken u. s. w.), die allerbedeutendsten und auch verschiedensten Alterationen der Gesundheit hervorgetreten sind (Zitterkrämpfe, Paralysen, Arthritis deformans u. A.). Aber auch hier handelt es sich doch meistens nur um vorübergehende Einwirkungen, die möglicherweise eine dauernde Störung in Folge einer wirklichen Läsion des Centralnervensystems veranlassen können, die aber doch keine dauernde constitutionelle Erkrankung hervorrufen. —

Es bleibt schliesslich das grosse Gebiet der Ursachen, soweit sie in den anatomischen Apparaten des Organismus selbst liegen, übrig, und auf diesem Gebiet ist, glaube ich, noch ausserordentlich viel zu thun. Auf ihm werden wir die wesentlichsten Ursachen der sogenannten Constitutionskrankheiten finden. Die vielfach negativen Resultate meiner Untersuchungen auf den übrigen ätiologischen Gebieten und namentlich auf dem Gebiete der Störungen des Stoffwechsels, haben mich seit jetzt 12 Jahren dahin geführt, nachzuforschen, ob nicht in den anatomischen Einrichtungen des einzelnen Organismus die Ursache wesentlichster constitutioneller Störungen zu suchen ist, ob sich aus Anomalien dieser Einrichtungen nicht die verschiedenen Erkrankungen der Menschen unter verschiedenen Verhältnissen, ihre verschiedene Widerstandsfähigkeit gegen acute oder fieberhafte Attaquen erklären lassen, und ich darf heute sagen, dass hier eine ausserordentliche Menge von ganz groben Thatsachen vorliegt, die wir in der That vorher ganz übersehen haben. Ich glaube, wir dürfen uns Alle nicht von dem Vorwurf freisprechen, dass wir über das Mikroskop und über das Forschen bis in's kleinste Detail hinein die gröbsten anatomischen Verhältnisse vernachlässigt haben. Das ist mir von Jahr zu Jahr klarer geworden, und eine eifrige Fortsetzung dieser Arbeiten, eine Inangriffnahme derselben von vielen Seiten wird — das ist meine unverbrüchliche Ueberzeugung — für die Erklärung mancher pathologischer Erscheinungen einen ganz neuen Boden schaffen.

Ich habe diese Arbeiten, nur um mich zu orientiren, mit der Frage nach den Verhältnissen des arteriellen Gefässsystems begonnen, und bin hier zunächst zu der nunmehr positiv feststehenden Thatsache gekommen, dass in den verschiedenen

Lebensaltern im Vergleich zur Körperlänge die Weite der arteriellen Gefässe sich vollständig verschieden verhält. Wir finden bei neugeborenen Kindern relativ zur Körperlänge sehr weite Gefässe. Dieselben werden dann relativ immer enger bis zur Pubertätszeit hin, und von dieser Zeit ab nimmt der Umfang derselben ganz langsam wieder zu, und zwar bis an's Ende des Lebens. Wir bekommen also, wenn wir aus der Weite der Arterien auf den Druck, unter welchem das Blut steht, schliessen dürfen, zur Zeit der Pubertät den höchsten Blutdruck, denn in dieser Zeit sind die Gefäss-Durchmesser relativ am engsten. — Die Folge der Engigkeit der Arterien, die mit dem Wachsthum in die Länge gezogen werden, muss aber die sein, dass das Herz stärker arbeiten muss, um den gesteigerten Arterienwanddruck zu überwinden, und so scheint es bedingt zu sein, dass in dieser Pubertäts-Zeit eine mächtige Entwicklung namentlich des linken Ventrikels eintritt, so dass in der Zeit vom 14.—18. Lebensjahre das Herz viel bedeutender wächst, als in den 5—6 vorhergehenden Jahren. Es hat sich dabei ein anderes Resultat herausgestellt, welches gerade diese Section wohl interessiren dürfte, dass nämlich im kindlichen Organismus in den ersten 2 bis 3 Jahren die grossen Halsgefässe, die Carotiden und die Subclaviae, ausserordentlich viel entwickeltei sind, wie die Iliacae, dass aber nach der Pubertät das Verhältniss sich ausgleicht und bei den erwachsenen Menschen die grossen Halsgefässe viel enger sind, als die Iliacae, so dass wir mit Bestimmtheit sagen können: im kindlichen Organismus haben wir eine relativ grosse Weite der grossen Halsgefässe, die das Blut zum Gehirn führen, im höheren Alter dagegen eine relativ grosse Enge derselben, insonderheit der Carotiden. Es sind darauf in neuerer Zeit, namentlich (von Epstein in Prag, Erklärungen für die eigenthümlichen Schädelgeräusche bei Kindern zu begründen gesucht, worüber ich nicht zu urtheilen vermag, aber ich glaube, dass die Beobachtung der ausserordentlichen Weite der Halsgefässe für die Entstehung der häufigen Gehirnerkrankungen des kindlichen Alters nicht ohne Bedeutung sind. Höchst merkwürdig ist, dass während sämmtliche Arterien des Körpers von der Pubertätszeit an ganz langsam an Umfang zunehmen, allein die Carotiden im Wachsthum vollständig stehen bleiben, und zwar von der Pubertätszeit an bis zum hohen Alter. Das ist ein ganz gesichertes Resultat, und wir dürfen gewiss eine wunderbare Einrichtung der Natur darin erblicken, dass sie durch einen höheren Blutdruck in den Carotiden das Gehirn zum Theil vor denjenigen Veränderungen hat schützen wollen, welchen alle anderen Theile des Organismus ausgesetzt sind, ich meine die altersatrophischen Vorgänge; denn, wie es scheint, bleibt unter normalen Verhältnissen der Blutdruck in den Carotiden von der Pubertätszeit an bis an's Ende des Lebens nahezu derselbe. Es erklärt sich dadurch vielleicht die grosse geistige Frische mancher begabten und glücklichen Individuen im schon hohen Alter, einer Periode des Lebens, in welcher alle übrigen Gewebe sich schon mehr oder weniger im atrophischen Zustande befinden. Diese wenigen Resultate meiner ersten Untersuchungen wollte ich nur anführen, um anzudeuten, auf welchem Wege ich versucht habe, vorzugehen. Die Untersuchungen haben sich dann später sehr ausgedehnt, weil mir immer neue Fragen entgegentraten und ich habe namentlich die relativen Grössen-Verhältnisse der einzelnen Organe zu ermitteln gesucht: die Grössen-Verhältnisse der Lungen, der Leber, des Herzens, der Milz, und der Nieren. Da liegt bereits eine Menge von Ergebnissen vor, auf die ich in dieser Stunde wohl nicht näher eingehen kann, die ich hier vielmehr nur beiläufig erwähnen kann. Schliesslich, und etwa seit $1^1/_2$ Jahren habe ich mich dann auch, und zwar wesentlich auf Grund anderweitiger Resultate, der Messung des Darmkanals zugewandt, eine Aufgabe, welche man ebenfalls wunderbarerweise bis dahin garnicht in Angriff genommen hat. Es ist von vornherein doch klar, dass je nach der Länge und Breite des Wurzel-Feldes, aus dem unsere Chylus- und Blutgefässe ihre Nahrung hernehmen, ceteris paribus die Ernährung verschieden ausfallen muss, dass darnach die Resorptions-Vorgänge im Darm different sein müssen; bereits Leuckart und Bergmann hoben es vor mehr als 20 Jahren in ihrer

„vergleichenden Anatomie und Physiologie“ hervor, dass die Ernährungsweise und Entwicklung der einzelnen Thierformen in sehr enger Beziehung zu den anatomischen Verhältnissen des Darmkanals zu stehen scheine. Es lässt sich a priori denken, dass beim Menschen etwas Aehnliches vorhanden sein möchte. Ich habe also angefangen, den Darmkanal bei einer grösseren Reihe von Individuen genau auszumessen und zwar zunächst nur Längenbestimmungen vorzunehmen. Alle diese Untersuchungen geben zunächst nur sehr approximative Resultate. Die durch die verschiedenen Elasticitätsverhältnisse der Darmwand bedingten Fehlerquellen vollständig auszuschliessen, wird uns, glaube ich, nie gelingen; sie soviel wie möglich einzuengen, ist mein Bestreben gewesen. Bei der einfachen Längenmessung des Darmkanals kann der durch die allenfalls vorhandene Leichenstarre bedingte Fehler sehr leicht dadurch vermieden werden, dass man den Darm etwas länger liegen lässt. Aber die Elasticität erhält sich oft so constant, dass noch nach 24 Stunden ein Fehler von 3—4 Proc. der Länge des Darmrohrs nachgewiesen werden kann, d. h. also, dass ein Darm von 700 Ctm. Länge nach 24 Stunden, wenn er sehr elastisch ist, auf 720—730 Ctm. ausgedehnt werden kann. Das ist also eine wesentliche Fehlerquelle. Ich bin noch nicht im Stande, sie vollständig auszuschliessen, aber ich bin doch nahe daran gekommen, sie zu annulliren. Ich habe also unter Anwendung aller Cautelen zunächst diese Längenmessungen vorgenommen, und da ergiebt sich das positive Resultat: dass neugeborene Kinder bis zum 9.—12. Lebensjahre einen relativ zur Körperlänge bedeutend längeren Darmkanal besitzen, als Erwachsene. Es steht damit, wenn wir augenblicklich noch von der Capacität des Darmrohres absehen, in Uebereinstimmung, dass Forster gefunden hat, dass die Kinder die Milchnahrung sehr viel mehr ausnutzen, wie Erwachsene, ja dass die Ausnutzung fast um die Hälfte grösser ist bei Kindern, wie bei Erwachsenen, und es steht dies, wie mir scheint, mit der grösseren Fläche des Darmkanals in Zusammenhang. Darf ich Ihnen Zahlen mittheilen, so verhält sich die Länge des Dünndarms zur Körperlänge bei Neugeborenen annähernd wie 570 : 100; im 2. Jahre etwa wie 660 : 100; im 3. Lebenjahre annähernd = 550—600 : 100; im 7. Lebensjahre finde ich noch Verhältnisse = 510 : 100. Von der Zeit des nahezu oder ganz vollendeten Wachsthums der Körperlänge an ist das Verhältniss aber höchstens = 450 : 100, abgesehen natürlich von pathologischen Verhältnissen, unter welchen Proportionen von 250 : 100, selten aber solche von 500 : 100 vorkommen. Im 30. Lebensjahre ist die höchste Zahl, die ich gefunden habe 470 : 100, so dass die relativen Längen des Dünndarms im kindlichen Alter ganz bedeutend grösser sind. Nun könnte man einwenden, dass aus diesen Längenmessungen noch nicht auf die Fläche zu schliessen sei und es ist auch schon einmal von Custor der Versuch gemacht worden, die Flächenbestimmung des Darms in der Art vorzunehmen, dass der Darm mit Luft aufgeblasen wird, die Aussenwandungen mit Papierstreifen beklebt, diese nachher losgelöst werden und so die Flächenbestimmung ausgeführt wird. Das ist eine ausserordentlich umständliche Arbeit, die doch nicht zu guten Resultaten führt, weil der Druck, unter welchem die Luft eingetrieben wird, schwer zu reguliren ist und die verschiedene Elasticität der Darmwand eine weitere beträchtliche Fehlerquelle darbietet.

Ich habe also nach verschiedenen Versuchen eine andere Methode gewählt, und es versucht, den Darm unter bestimmtem Wasserdruck ganz mit Wasser zu füllen. Er muss natürlich dazu aus der Leiche herausgenommen, zuvor gut ausgespült, der ganzen Länge nach ausgebreitet und dann langsam gefüllt werden. Ich habe mir dazu eine 10 Meter lange, zerlegbare, den Dachkandeln ähnliche Rinne von Zinkblech machen lassen. Der Darm wird in derselben seiner ganzen Länge nach ausgebreitet, und dann unter bestimmtem Wasserdruck von einem grossen Wasserbehälter aus gefüllt. Nachdem er vollständig gefüllt ist, so dass bei dem bestimmten Druck kein Wasser mehr aufgenommen wird, wird das Wasser aus dem Darm abgelassen, entweder durch Eröffnen desselben oder durch Lösung einer Unterbindungsschlinge, wenn ich doppelt oder dreimal die Füllung wiederholen will; denn auch das habe ich, um die Fehlerquellen kennen zu lernen, gethan. Diese Messungen haben nun fast ganz und gar das gleiche Resultat ergeben, wie die Längenmessungen, d. h. dass in der That auf das normale Körpergewicht berechnet, die Capacität des Darms bei Kindern entschieden grösser ist, wie bei Erwachsenen, so dass wir, wenn ich in meinen Schlüssen nicht irre, daraus die Folgerung entnehmen können, dass in dieser relativ beträchtlichen Grösse der Darmfläche bei Kindern, eine der Bedingungen liegt für die Möglichkeit des Wachsthum eines Individuums; denn zu der Zeit, wo das Wachsthum aufhört, d. h. also etwa im 20. Lebensjahre, hört auch diese Bedingung für relativ gesteigerte Resorption der Nahrungsstoffe auf.

Das ist natürlich, wie ich nochmals betone, nur eine der mannigfachen Bedingungen des Wachsthums; aber ich glaube, es ist eine sehr wesentliche. Wir müssen uns doch vorstellen, dass das Kind eine dem täglichen Verbrauch und Wachsthum entsprechende Quantität von stickstoffhaltigen und stickstofffreien Nahrungsstoffen aufnehmen muss. Diese Quantität muss, entsprechend den Anforderungen des Wachsthums, bei Kindern relativ grösser sein, als bei Erwachsenen und die Untersuchungen des Stoffwechsels haben ja dem entsprechend ergeben, dass der Stoffwechsel bei Kindern im ersten und zweiten Lebensjahr fast doppelt so gross ist, wie später. Für die Resorption relativ grösserer Nahrungsmengen ist aber auch eine grössere Resorptionsfläche Erforderniss, und mein erwähnter Befund steht damit im Einklang.

Um Ihnen einen Begriff zu geben von der verschiedenen Capacität des Dünndarms, will ich nur erwähnen, dass ich für Neugeborene, auf gleiches Körpergewicht von 100 Pfund berechnet, bis zum 3., 6. ja selbst bis zum 12. Jahre Zahlen gewonnen habe von 5000, 8000, 9000, 7700, 7400 Cbcm. Inhalt, und auf gleiches Körpergewicht muss man hier berechnen, da die Relation des Cubikinhaltes des Darms zur Körperlänge nicht maassgebend sein kann. Bei Erwachsenen hingegen habe ich nur Zahlen von 4400, 3700, 4200, 4100 u. s. w. Cbcm. Capacität auf je 100 Pfund Körpergewicht gefunden, so dass in der That die Capacität bei Erwachsenen relativ sehr viel kleiner ist, als bei Kindern und auch schon bei Neugeborenen. Hier stossen wir auf die Schwierigkeit, was ich für diejenigen Herren, die vielleicht ähnliche Untersuchungen vornehmen wollen, erwähne, dass die Reduction auf das Körpergewicht immer nur eine theoretisch und annähernd richtige sein kann. Wenn ich einen Phthisiker habe, der vielleicht 170 Ctm. Körperlänge, aber ein Körpergewicht von nur 70 oder 65 Pfund besitzt, so darf ich den Darm nicht auf das gefundene, durch den Krankheitsprocess herabgesetzte Gewicht reduciren, sondern auf das mittlere Normalgewicht für einen Menschen von 170 Ctm. Körperlänge, also in diesem Falle auf etwa 135 Pfund. Die Länge und Capacität des Darmkanals verändern sich ja während der Abmagerung des übrigen Körpers nicht. Beide entsprechen dem Körpergewicht, welches der Patient in seiner besten Gesundheitsperiode besass, und wenn man das Körpergewicht für diese auch nur annähernd erschliessen kann, so wird der Fehler der Berechnung des fraglichen relativen Verhältnisses dabei doch geringer ausfallen, als wenn man das stark durch den phthisischen oder andere Krankheitsprocesse reducirte Körpergewicht zu Grunde legen wollte. In dieser Weise habe ich meine Berechnungen angestellt, und auf diesem Wege bin ich zu dem Ergebniss gelangt, dass bei kindlichen Individuen der Darmkanal sowohl seiner Länge, als seiner Capacität nach, bezogen auf die Körperlänge und auf das Körpergewicht, entschieden grösser ist, als bei erwachsenen Menschen. Gewiss sind diese Verhältnisse sowohl für die Diätetik des kindlichen Alters, als für die interessante physiologische Frage, wodurch und wie das Wachsthum bedingt wird, von einiger Bedeutung.

Ich wollte noch eine Bemerkung anknüpfen über die Capacität des Magens, weil mir dadurch erklärlich geworden ist, weshalb manche Kinder in den ersten 2 Monaten so häufig an dem sogenannten „Schütten“ leiden, d. h. nach jedem Anlegen an die Brust die Milch zum Theil wieder ausschütten, weshalb ferner das Verlangen nach Nahrung bei den Kindern so sehr verschieden ist. Ich möchte mich auf diesem Gebiet meinem verehrten Nachbar (Herrn Winckel) gegenüber ganz als Laien betrachten, aber er wird mir vielleicht zugeben, dass eine bestimmte Norm für die Zeit oder die erforderliche Häufigkeit des Fütterns der Kinder absolut nicht gefunden werden kann. Ein Kind will viel häufiger, das andere viel seltener an die Brust gelegt werden; manche Kinder schütten leicht und verarbeiten scheinbar die Milch auch nicht derart, wie sie verarbeitet werden soll, andere behalten alle genossene Milch bei sich und schütten fast nie, selbst bei selteneren Mahlzeiten und vielleicht auch reichlicheren. Da hat sich mir die Frage aufgedrängt, ob nicht der Grund für diese Verschiedenheiten in der Verschiedenheit der Capacität des Magens liegt, und in der That habe ich gefunden, dass derselbe bei Neugeborenen schon eine ganz ausserordentlich verschiedene Grösse hat. Ich habe bei Neugeborenen in den ersten Tagen die Capacität ganz ähnlich bestimmt, wie die Darmcapacität und habe bei den gut entwickelten „gesunden" Neugeborenen 35 bis 43 Cbcm. Magencapacität gefunden (Kinder, welche in der Geburt asphyctisch zu Grunde gingen). Nach 14 Tagen steigert sich die Capacität schon bis auf 153—160, bei zweijährigen Kindern bis auf 740 Cbcm. Die Ausdehnung erfolgt sehr allmählig. Aber es kommen auch hier wahrhafte Monstrositäten mitunter vor. So habe ich z. B. bei einem Kinde mit einem 131 Ctm. langen Darmkanal einen Magen gefunden, der nur $7\frac{1}{2}$ Cbcm. Capacität besass, das Kind lebte nur 36 Stunden, war ein Zwilling, hatte absolut keine Nahrung aufgenommen und ging zu Grunde. Wir sehen also, dass in diesen Formationen ganz ungeheure Differenzen vorkommen können. Bei den Erwachsenen findet sich in ähnlicher Weise eine grosse Differenz in der Capacität des gesammten Darmkanals, oder seiner einzelnen Abschnitte: des Magens, des Dünndarms und des Dickdarms.

Nachdem ich diese Verhältnisse vom pathologischen Standpunkte aus geprüft habe, — und es liegt mir schon eine recht grosse Anzahl von Messungen vor —, hat sich ein Resultat herausgestellt, welches ich nur mit noch grosser Reserve mittheilen darf. Aber die Zahlen sprechen doch so bestimmt, dass ich mir wohl erlauben darf, Ihnen den Gedanken, welcher sich mir aufgedrängt hat, wenigstens nahe zu legen. Wenn ich die Individuen, die ich untersucht habe, in drei Gruppen theile und zwar in solche, welche durch phthisische (atrophische) Processe zu Grunde gingen, in solche, welche als gesund oder wenigstens nicht als an Ernährungs-Störungen zu Grunde gegangen bezeichnet werden können, und endlich in solche, die an hypertrophischen Processen zu Grunde gingen (abnorme Fettbildung, Carcinome), so findet sich mit grosser Bestimmtheit in der Majorität der betreffenden Fälle, dass die Phthisiker eine geringere Capacität des Dünndarms haben als Gesunde, und dass an hypertrophischen Processen zu Grunde Gegangene mitunter eine auffallend grosse Capacität des Darms besitzen; die mehr oder weniger „gesund“ Verstorbenen dagegen zwischen Beiden in der Mitte stehen. Nun werden Sie gewiss nicht von mir zu befürchten brauchen, dass ich damit die Ursache der Phthisis oder der Fettsucht gefunden zu haben meine, aber es liegt hier ein Moment vor, welches wohl in Rechnung gestellt zu werden verdient, und namentlich bei Fettsüchtigen glaube ich auf deren oft grosses Resorptionsfeld ein Gewicht legen zu müssen, während vielleicht für die trotz günstiger Aussenverhältnisse schlechte Ernährung bei manchen Phthisikern ein sehr beschränktes Resorptionsfeld für die zugeführten Nahrungsstoffe verantwortlich, oder wenigstens mitverantwortlich gemacht werden darf. Die Differenzen der Zahlen in Bezug auf die Länge des Darmkanals sind so bedeutend, dass ich sie Ihnen mittheilen will. Für die Phthisiker fand ich im Mittel auf 100 Ctm. Körperlänge eine Dünndarmlänge von 313 Ctm., bei gesund zu bezeichnenden Individuen von 407 und bei hypertrophischen Individuen von 447 Ctm. Es sind also immerhin doch Unterschiede von 40—140 Ctm. Dünndarmlänge, welche bei diesen verschiedenen Kategorien von Kranken in Frage kommen. Aber diese Sachen wollen erst weiter durchforscht sein, und ich kann nur alle meine erwähnten Arbeiten als erste Anfänge auf diesem Gebiet bezeichnen. Hier müssen Hunderte von Händen sich regen, wenn wir zu feststehenden Resultaten gelangen wollen, nur möchte ich bitten, sich durch etwa vorkommende Ausnahmen nicht gleich irre machen zu lassen. Denn es kann z. B. gewiss eine Polypionie eben so wohl bei kurzem Darmkanal, sehr ausgiebiger Leberfunction und sehr resorptionsfähiger, die Fettbildung fördernder Nahrung zu Stande kommen, als bei langem Darmkanal ohne das Vorhandensein der letztgenannten Bedingungen; — und Aehnliches gilt für die übrigen genannten Zustände. Ich möchte aber gerade an die verehrten Mitglieder dieser Section — und das ist der wesentliche Grund, weshalb ich mir erlaubt habe, Ihnen diese Sachen mitzutheilen, — die Bitte richten, dass sie namentlich an kindlichen Leichen derartige Messungen ausführen, wo sie Gelegenheit dazu haben, denn gerade die Erkenntniss der Differenzen bei Neugeborenen ist von der allergrössten Wichtigkeit, um die constitutionellen Differenzen kennen zu lernen. Die Lungen bei neugeborenen Kindern differiren in ihrem Cubikmaass von etwa 43—86, das Herz von Kindern, die nicht an Herzkrankheiten zu Grunde gehen, differirt von 15—27 Cctm. Wir haben bisher keine Vorstellung gehabt von diesen ungeheuren Differenzen in den anatomischen Anlagen. Wir bekommen durch die Kenntniss derselben aber eine Vorstellung von der verschiedenartigen Beschaffenheit der arbeitenden menschlichen Maschinen, und ich glaube, von dieser Verschiedenheit der Maschine selbst hängen wesentlich diejenigen constitutionellen Alterationen ab, von denen ich erwähnte, dass sie weder auf diätetischem, noch auf irgend einem anderen Wege zu Stande kommen. Quoad therapiam wage ich kein Wort zu sagen; aber die richtige physiologische Auffassung der Lebensvorgänge in verschieden construirten Organismen wird uns bei gesundem Denken auch dahin führen, einen Weg zu finden, um manchen an und für sich der Aenderung unzugänglichen anatomischen Missverhältnissen in ihren Effecten entgegenzuarbeiten. Ein kleines Herz können wir nicht gross und eine enge Arterie nicht weit machen, aber wir können den Organismus so leiten, dass er sich unter den gegebenen Verhältnissen möglichst gesund erhält, und das ist doch eine der grössten

Aufgaben der ganzen Therapie. Damit möchte ich meinen Vortrag schliessen und nur nochmals die Bitte aussprechen, dass diejenigen Herren, die Kinder-Kliniken besitzen und in der Lage sind, Sectionen auszuführen, sich mit diesen Fragen beschäftigen. —

Discussion.

Herr Winckel: Ich danke Herrn Geheimrath Beneke für seinen ausserordentlich anregenden Vortrag und verspreche meinerseits, diese Sache nicht ausser Augen zu lassen, sondern mich an diesen Forschungen zu betheiligen.

Herr Foerster: Ich möchte bei den interessanten Mittheilungen des Herr Geheimrath Beneke nur zur Vorsicht in den Schlussfolgerungen bezüglich eines Punktes auffordern, den er hervorgehoben hat. Herr Beneke erwähnte, dass bei Neugeborenen der Halsarterienumfang im Verhältniss beträchtlich weiter wäre als die Arteria iliaca. Es streift dieser Punkt an Messungen heran, die ich selbst gemacht habe, die noch nicht vollständig abgeschlossen sind und über die ich an anderer Stelle mir vorbehalte Mittheilungen zu machen.

Ich möchte nur ganz im allgemeinen darauf aufmerksam machen, dass ja doch im Verhältniss zum Rumpfe die unteren Extremitäten bei Neugeborenen viel kürzer sind, als bei Erwachsenen. Die untere Extremität von der Spina ab gemessen bis zur Sohle, beträgt (die Gesammtlänge des Körpers = 100) beim Neugeborenen etwa 45½, beim vierzehnjährigen Kinde dagegen etwa 57—58. Es ist hier also wohl ganz natürlich, dass dem entsprechend auch die Iliacae mit der Zeit an Umfang und Weite zunehmen müssen. Ebenso möchte ich darauf aufmerksam machen, dass doch der Kopfumfang im Verhältniss zur Körperlänge beim Neugeborenen beträchtlich grösser ist, als beim erwachsenen Menschen und dass also das Prävaliren des Kopfes auf der einen Seite und die geringe Entwickeluug der Extremitäten auf der andern Seite es mit sich bringen werden, dass beim Neugeborenen die Halsarterien im Verhältniss zu den Iliacae weiter sein müssen, als beim Erwachsenen.

Herr Beneke: Diese Thatsachen sind ganz unzweifelhaft richtig, aber ich habe nicht über die Bedingungen dieses verschiedenen Wachsthums gesprochen, sondern über die Thatsache, und Thatsache ist, dass bei Neugeborenen der Halsumfang entschieden weiter ist — und diese Weite erhält sich prävalirend bis in's 8., 10., 12. Jahr hinein — und dass die Iliacae während dieser ganzen Periode enger sind. Worin die Bedingungen liegen, ist gerade die Frage. Da stimme ich vollständig dem Herrn Vorredner bei, dass hier gerade die Verhältnisse sich verschieben.

Herr Foerster: Herr Geheimrath Beneke erwähnte, dass man aus diesen Thatsachen den Schluss ziehen könnte, dass wohl die häufigen

Kopfkongestionen durch diesen Umstand bedingt sein könnten, und das scheint mir mit Rücksicht auf die von mir hervorgehobene Thatsache doch mindestens etwas zweifelhaft.

Herr Beneke: Es ist auch nur eine Erklärung, die sich mir aufgedrängt hat, da ich keine andere Erklärung für die häufigen Erkrankungen des Cerebrum und der Meningen zu finden weiss. Die Forscher, die über Gehirnkrankheiten geschrieben haben, Engländer und Deutsche, geben meines Wissens kein anderes Moment an, als die grosse Erregbarkeit des weichen Gehirns, die leichte Impressionabilität durch äussere Bedingungen, Wärme u. s. w., aber in Bezug auf alle diese Bedingungen scheint mir eine Skepsis erlaubt. Meine Erklärung ist nur eine Vermuthung und als solche habe ich sie ja auch nur hingestellt.

Herr Zuelzer: Das Thema, welches der hochgeehrte Herr Vortragende hier berührt hat, bezeichnet einen so bedeutenden Fortschritt in unseren Anschauungen, dass ich, obgleich diesem Gegenstande ferner stehend, doch nicht unterlassen will, einige Bemerkungen an das Vorgetragene anzuknüpfen. Ich möchte namentlich Ihre Aufmerksamkeit auf einige Infectionskrankheiten lenken, deren Pathologie durch die Untersuchungen von Herrn Beneke werthvolle Aufschlüsse erfahren dürfte. Schon als ich vor einer Reihe von Jahren in Petersburg den ersten Ausbruch des recurrirenden Typhus studirte, trat mir die grosse Wichtigkeit gewisser prädisponirender Momente für den Verlauf dieser Affection entgegen; denn diese Krankheit, die anderswo durchaus ungefährlich verläuft und kaum schwerere Folgen darbietet als unsere Malaria-Infection, hatte in jenen Gegenden eine Mortalität von 12, stellenweise sogar von 18% und mehr der Erkrankten zur Folge. Zum Theil ist ja wohl eine Reihe von äusseren Veranlassungen die Ursache, dass diese Krankheit in dieser Epidemie so schwer verlief, aber ganz besonders interessirte es mich, als mich der Anatom Herr Prof. Gruber auf ein Moment aufmerksam machte, welches gerade der Herr Vortragende heute wiederholt berührt hat. Er zeigte nämlich, dass der Darmkanal der Russen und zwar des niederen Volkes, also derjenigen Leute, welche sich ganz speciell an die gewöhnliche Nationalkost halten, die also gewöhnt sind, eine wesentlich aus Sauerkraut und einigen ähnlichen vegetabilischen Stoffen bestehende Nahrung zu geniessen, eine ganz erheblich grössere Länge hat, als unter unseren Verhältnissen. Er verhält sich also in gewisser Weise wie der Darmkanal des Herbivoren im Verhältniss zu dem des Carnivoren. Ich habe damals Gelegenheit genommen, auf diese Beobachtung hinzuweisen. Es ist im höchsten Grade bemerkenswerth, dass diese körperliche Eigenthümlichkeit zusammentrifft mit der Disposition zu einem überaus schweren Verlauf dieser und anderer Infectionskrankheiten. Auch aus Irland berichten einzelne Beobachter von einer grösseren Mortalität des Recurrens als aus anderen Localitäten, und dass in Oberschlesien diese Affection ebenso wie der

Flecktyphus besonders schwer verläuft, ist wohl bekannt. Gerade dies aber sind diejenigen Orte, wo vorwiegend vegetabilische Kost genossen wird, wahrscheinlich mit dem gleichen Einfluss auf die Organe. Es liegen zwar bisher keine directen Beobachtungen aus den zuletzt angeführten Gegenden vor.

Ich bin aber überzeugt, dass, wenn wir die Aufmerksamkeit auf diesen so überaus wichtigen Gegenstand in der Weise richten, wie es der Herr Vortragende gewünscht hat, ähnliche Momente in grösserer Zahl herausgefunden werden; wenn wir auch keinesfalls der Ansicht sind, dass aus der Coincidenz solcher Erscheinungen nothwendig ein Causalnexus herzuleiten ist, so meine ich doch, dass daraus eine Richtung für unsere Beobachtungen gewonnen wird, die viel instructiver sein wird, als die oberflächlichen Zusammenstellungen beliebig gewählter Umstände, über die wir uns oft genug zu beklagen haben.

Wenn ich mir aber erlauben darf, an diese Bemerkungen eine Bitte zu knüpfen, so wäre es die, dass der Herr Vortragende Gelegenheit nehmen möchte, ganz specielle Vorschriften über die vorzunehmenden Messungen zu geben. Wir wissen ja alle, dass das Messen scheinbar ziemlich leicht ist, wer aber Veranlassung gehabt hat, zu messen, weiss, dass diese Operation doch recht schwer ist. Es handelt sich also darum, das Grundmaass festzustellen, ein Maass, welches als Ausgangspunkt für die relativen Grössen-Verhältnisse zu gelten hat.

Der Herr Vortragende hat, was ich unzweifelhaft als richtig anerkenne, als Grundmaass die Körperlänge angenommen. Nun ist es aber für Jemanden, der nicht gewöhnt ist, mit solchen Massen umzugehen, in der That garnicht so leicht, zu entscheiden, wie man die Körperlänge messen soll. Es wäre von grosser Wichtigkeit, wenn der Herr Vortragende gerade hierüber ganz specielle Vorschriften geben wollte, ganz besonders bei Kindern. — Ein zweites wichtiges Moment beträfe vielleicht die Gewichtsbestimmung der Individuen. Es kommt nicht allein darauf an, zu entscheiden, ob ein Individuum schwerer ist als ein anderes; sondern es wäre wichtig auch zwischen muskelkräftigen und pastösen zu unterscheiden, also zwischen solchen, bei denen das Muskelsystem besonders kräftig ausgebildet ist, und solchen, bei denen die Neigung zur Adipositas vorherrscht.

Wir würden es mit grossem Dank aufnehmen, falls es nicht schon geschehen ist, wenn später von dem Herrn Vortragenden einige Rücksicht darauf genommen werden möchte.

Herr Beneke: Ich möchte in Bezug auf die Möglichkeit, dass selbst bei solchen Infections-Krankheiten das Volumen des Darms eine Rolle spielt, erwähnen, dass in der That bei gewissen Leuten die Ausdehnungs-Verhältnisse des Dickdarms ganz absonderliche sind, dass unter allen Umständen mit dem zunehmenden Alter das Dickdarm-Volumen zunimmt, während der Dünndarm von einer bestimmten Zeit des Lebens an stehen bleibt. Ich schiebe das wesentlich auf die Ausdehnung der Wände durch Koth-Ansammlungen, die im Dickdarm ausserordentlich viel reichlicher vorkommen als im Dünndarm, und dazu wächst das Volumen des Dickdarms fast bis an's Ende des Lebens. Also die Prozesse, die im Dickdarm verlaufen, die dysenterischen Prozesse und andere mögen immerhin durch diese grössere Fläche bedingt sein, indess das ist eine ganz oberflächliche Vermuthung. Was dann die Messungen anbetrifft, so möchte ich dem geehrten Herrn Kollegen vollständig beistimmen. Ich bin durch eigene Erfahrung so ängstlich geworden, dass ich fast jede Messung 2, 3 mal mache, und wenn es auch eine einzelne Arterie ist. Trotz eines bewaffneten Auges macht man sehr leicht einen Fehler in diesen Messungen, und ich überlasse meinen sonst lieben Assistenten nicht eine einzige Messung mit voller Sicherheit, ohne sie zu kontroliren, denn wenn diese Messungen nicht ganz genau gemacht werden, so haben sie absolut keinen Werth. Nun kommen wir an eine bestimmte Grenze, über die wir nicht hinüber können, nämlich bei der einfachen Längen-Messung des Körpers. Es ist unmöglich das Längenmass bis auf etwa 2 Centimeter genau zu bestimmen. Das erkläre ich für absolut unmöglich, ja es ist so wunderbar, dass ein Mensch, den Sie des Morgens gemessen haben, und der dann einen Spaziergang macht, nachher nach 1 oder 2 Stunden 1 Centimeter weniger misst. Das missbrauchen in Belgien bei der Rekrutenaushebung die Leute, die an der Grenze des Minimalmasses stehen. Wenn sie einen tüchtigen Marsch gemacht haben, so sind sie unter dem Mass, deshalb misst man diese Leute, die am Minimalmass stehen, dort nicht sofort, sondern man lässt sie zunächst ausruhen. Es ist auch eine bekannte Sache, dass, wenn Kinder längere Zeit wegen einer Krankheit im Bette zu liegen gezwungen gewesen sind, sie vorübergehend an Körperlänge beträchtlich zugenommen haben und zwar durch Ausdehnung der in aufrechter Stellung des Körpers zusammengedrückten Zwischenwirbelscheiben. Dann ist aber auch die ganze Haltung des Menschen jedesmal different. Ich habe ein ganz besonders eingerichtetes Gestell und habe in Marburg meine Mitbürger aufgefordert, mir ihre Kinder zu schicken und zwar an ihren Geburtstagen und genau ein halbes Jahr später, um das Wachsthum in Perioden von Halbjahr zu Halbjahr zu verfolgen, aber es ist so schwer, eine ganz genaue Feststellung des Masses zu bekommen, dass ich bei den Kindern die Fehlerquelle auf $1\frac{1}{2}$—1 Ctm. nicht einzuschränken vermochte. Bei Leichen ist dasselbe der Fall. Ich habe in Wien sehr eingehend mit Kollege Hoffmann gesprochen, der dort gerichtlicher Anatom ist, und der für die Bestimmung der Längenmaasse an Leichen auch ein besonderes Interesse hegt. Wir haben einen Apparat geprüft, der etwa wie ein Schustermass beschaffen ist. Es ist ein langer Stab, unter dem 2 kleine Querarme laufen. Die Leiche wird ausgestreckt und dann an der Planta pedis und ganz am Scheitel unter den Stab gelegt und dann die Länge nur abgelesen. Bei den meisten ist aber die Streckung nicht scharf zu erreichen. Ich bin zu einer ganz einfachen Methode zurückgegangen. Ich lasse den Leichen das Kniegelenk und den Hals strecken, sodass der Kopf ruht und lasse sie so halten, denn mitunter weicht der Schenkel schon wieder etwas ab. Dann wird oben ein rechtwinkliges Mass angelegt und unten an der Planta pedis ebenfalls und nun auf dem Tisch gemessen, nicht an der Leiche, damit ich gerade Linien habe. Das Gewicht kann man bis auf 1 Gr. genau bestimmen, aber ich gebe Kollegen Zuelzer recht, dass die Messungen ausserordentlich vorsichtig gemacht werden müssen, wenn wir Resultate damit erreichen wollen.

Herr **Beneke** - Marburg:

Antrag auf Errichtung von Baracken zur Unterbringung und Verpflegung unbemittelter kranker Kinder auf Norderney und Helgoland oder Borkum.

M. H.! Zu dem Antrage, welchen Sie auf der Tagesordnung gedruckt sehen, veranlasst mich eine der liebsten Erinnerungen meines Lebens.

In den Jahren 1849—52 war ich in London am deutschen Hospital thätig und benutzte die Sommerzeit, um an die Seeküste zu gehen. Da habe ich dann namentlich in Margate Tage verlebt, die meinem Befinden wohlthaten, die aber durch ihre lehrreiche Beschaffenheit mir noch angenehmer waren.

In Margate an der Ausmündung der Themse befinden sich 3 grössere Hospitäler, namentlich ein sehr grosses ziemlich nahe dem Ufer, die 2 anderen etwa 150′ hoch auf der Klippe. In das grössere Hospital werden alljährlich 400—500 zur Zeit sehr schwer erkrankte Kinder aus den verschiedensten Hospitälern Londons geschickt — die englischen Hospitäler sind als Wohlthätigkeitsanstalten sehr reich fundirt. — Die ersten Ankömmlinge bleiben meistens 6 Wochen, um dann durch eine neue Generation abgelöst zu werden. In dieses Hospital war ich durch die Güte des dortigen Collegen der Art eingeführt, dass ich eine Reihe von Stoffwechsel-Untersuchungen machen konnte. Die auf den Klippen gelegenen

Hospitäler sind für sehr schwere Kranke bestimmt; dort kommen zum Theil auch zahlende Patienten hin. Die Kinder wurden dort, eventuell auch in ihren Betten, den ganzen Tag der freien Seeluft exponirt, und ich habe mich in der Zeit, wo ich da war, von einer Menge von Heilresultaten überzeugt, wie ich sie kaum in meinem Leben wiedergesehen habe, wie sie mir höchstens nachher einmal in den eigenen Erfahrungen von Norderney und Helgoland wieder begegnet sind. Das scheint mir ein so nachahmenswerthes Beispiel, eine so schöne Aufgabe, dass wir für diese unglücklichen Wesen, die in der Stadt leben und ohne Anwendung eines grossen Tonikums vielleicht zu Grunde gehen, eine solche Zufluchtsstätte haben, dass ich fragen möchte, ob wir in Deutschland nicht im Stande sind, etwas Aehnliches in's Leben zu rufen. Wir haben die schöne Nordseeküste nicht weit von uns. Vielleicht gelingt es, die Mittel zusammenzubringen, um dort ein Haus, sei es auch nur eine Baracke, zu errichten und eine grössere Zahl von Kindern, die dessen bedürftig sind, dort hinzuschicken. Ich habe dabei namentlich Kinder im Auge, bei denen man sich mit aller Bestimmtheit von solchen Maassnahmen eine dauernde Besserung versprechen kann, nicht zweifelhafte Fälle; letztere lasse man zunächst lieber fort, sie werden doch mehr oder weniger leidend bleiben. Aber es giebt Fälle, die durch einen 6—8wöchentlichen Aufenthalt an der Nordseeküste vollständig geheilt werden. Ich kann mit Bestimmtheit sagen, dass in Margate in 14 Tagen bei wenig veränderter Diät beträchtlichste Oxalurieen und Phosphaturieen vollständig verschwanden, so dass die mächtige Stoffwechsel-Beförderung durch die Einwirkung der Nordseeluft ausser aller Frage steht. Es ist die Nordseeluft in dieser Beziehung für mich das grösste Mittel, welches ich kennen gelernt habe, und Fälle, wie die erwähnten, ferner Fälle von constitutioneller Scrophulosis, und was damit zusammenhängt, gehören dorthin. — Wir haben über die Behandlung schwächlicher oder kranker Kinder in neuerer Zeit Vieles erfahren und viele Wege der Behandlung sind vorgeschlagen. Wir haben von Zürich aus das hübsche Beispiel vor Augen, dass man die Kinder mit den Lehrern auf die Berge schickt, sie in Privathäusern oder anderweitigen Localen unterbringt, und das Resultat ist sehr erfreulich gewesen. Wir haben eine Nachahmung dieses ersten Beispiels in der Gegend von Frankfurt, wo sich namentlich Herr College Varrentrapp der Sache sehr angenommen hat, wo die Kinder nach dem Taunus, nach Darmstadt, nach der Bergstrasse hingeschickt werden, um 4—6 Wochen dort zu existiren unter sehr einfachen Lebensverhältnissen, aber in frischer Waldluft. Ich glaube, dass, wenn wir das grosse Mittel der Nordseeluft hinzufügen wollten, wir für eine ganze Gruppe von kranken Kindern Aehnliches erreichen würden, was hier für relativ gesunde Kinder erreicht worden ist. In neuerer Zeit haben wir über die Behandlung der ersten Anfänge der Phthisis sehr lehrreiche Mittheilungen aus Falkenstein bekommen von dem dortigen Collegen Dr. Dettweiler, der sich seiner Kranken in einer seltenen hingebenden Weise annimmt und als Motto für die Behandlung der Phthisiker aufstellt: „Im Kleinen gross sein.“ Das ist sein gewiss sehr richtiges Princip, nach dem er die Kranken dort behandelt. Er verfolgt die Kranken vom Morgen bis zum Abend mit der grössten Aufmerksamkeit, dictirt jedem Einzelnen die Diät, die Bewegung u. s. w. mit einer in der That seltenen Hingebung, der man die vollste Anerkennung zollen muss, und ist dabei ein so einsichtiger Patholog, dass er Alles, was zur Phthisislehre bisher geleistet worden ist, vollständig übersieht. Aber ich habe ihm auf die Uebersendung seines neuen Buches geantwortet, dass, so gross er auch im Kleinen sei, so klein wir meines Erachtens in unseren Heilorten auf dem Festlande und in der subalpinen Region in Bezug auf Phthisis im Grossen seien. Falkenstein liegt etwa 1200 Fuss hoch und hat an und für sich noch keine grosse sanitäre Potenz. Ich will mich nicht in eine Kritik der Einwirkung beträchtlicher Höhen auf die Phthisis einlassen, aber das kann ich sagen, dass ich die Seeluft, und zwar die Nordseeluft, jedem anderen Mittel, welches auf die Scrophulose und die scrophulösen Phthisen einwirkt, voranstelle und ich glaube deshalb, dass scrophulös beanlagte

Individuen gerade hier ihre sicherste Heilung finden können. Ja wenn ich irgend etwas von Phthisis in meiner eigenen Erfahrung habe glücklich verlaufen sehen — den Ausdruck vollständige Heilung möchte ich nicht gebrauchen — so verdanke ich es unter allen Mitteln, die ich kennen gelernt habe, nur der Nordseeluft.

Nun geht meine Frage dahin, ob es nicht möglich sein möchte, dass wir an der Nordseeküste, sei es wo es sei, in Norderney, Helgoland, Borkum, Baracken errichten können, in denen unbemittelte kranke Kinder mehrere Wochen des Sommers verbringen können. Ich denke mir die Sache so, dass unter der Leitung eines zu erwählenden Comité's ein Fonds zusammengebracht würde für diese Zwecke, ebenso wie man andere Wohlthätigkeits-Fonds zusammenbringt, dass bekannt gemacht würde, wozu man diese Mittel verwenden will, dass, je nachdem die Mittel zusammenfliessen, zunächst einzelne Baracken hergestellt würden, etwa jede zu 30 bis 40 Betten, und dass nun von denjenigen, die zu diesen Fonds beitragen, an das leitende Comité Anmeldungen der der Nordseeluft bedürftigen Kinder ergehen müssten, natürlich unter Beifügung eines genauen ärztlichen Certificats. Alsdann könnte vielleicht eine Vereinbarung mit Eisenbahn-Directionen getroffen werden, so dass es gelingt, die Kinder sehr billig an Ort und Stelle zu bringen, und so könnte man den kleinen Geschöpfen dort einen Aufenthalt von 6—8 Wochen im Sommer ermöglichen. Die Frage, wo diese Baracken errichtet werden sollen, kann ganz ausgesetzt bleiben, bis wir wissen, ob die Sache überhaupt ins Leben zu rufen ist. Vielleicht würde es am zweckmässigsten sein, heute eine Commission zu erwählen, die den ganzen Gegenstand in nähere Ueberlegung zieht. Ich bin überzeugt, dass Sie Alle mit mir in der Zuversicht übereinstimmen, dass wir etwas Gutes thun, wenn wir diese Einrichtung schaffen, und dass wir etwas vornehmen, was Deutschland fremden Ländern gegenüber Ehre machen und uns die Freude nützlicher ärztlicher Wirksamkeit verschaffen wird. Die Ausführung wird sich von selbst ergeben, wenn die Commission die Sache vorbereitet, vielleicht schon bald mit Sammlungen anfängt, und uns dann im nächsten Jahre weitere Vorschläge zur Ausführung macht. Ich habe zufällig erfahren, dass man schon beabsichtigt, in der Nähe von Berlin Sommer-Aufenthaltsorte für Schulkinder einzurichten. Es steht dem nichts im Wege, dass diese errichtet werden, aber in Bezug auf meine Idee möchte ich die heilende Potenz der Nordseeluft ganz besonders hervorheben. Wenn ferner an der Ostsee ein Etablissement errichtet werden sollte, so würde ich das auch sehr gerne sehen, aber auch diesem Plane gegenüber möchte ich darauf hinweisen, dass mich besonders die für mich zweifellose heilende Wirkung der Nordseeluft bewogen hat, die Errichtung solcher Baracken an der Nordseeküste zu empfehlen. Wenn Sie mir beistimmen, so möchte ich Sie bitten, eine Commission zu erwählen, welche die Sache in nähere Erwägung zieht.

Discussion.

Herr Baginsky: Meine Herren, so dankbar wir Herrn Geheimrath Beneke gewiss sein müssen, für die gegebene Anregung, so muss ich doch sagen, dass wir hier in Berlin nicht bloss schwer kranke Kinder in's Auge zu fassen haben, sondern auch solche, die nicht als schwer leidend zu bezeichnen, aber doch der frischen Luft auf's äusserste bedürftig sind. Es lässt sich denken, dass man nach dieser Richtung hier in Berlin schon Versuche gemacht hat, etwas in Gang zu bringen, was in anderen Städten, besonders in Genf, Bern, Frankfurt ausgeführt worden ist. Ich habe das Glück gehabt, einen sehr hochherzigen Collegen zu finden, der so freundlich war, mir im vorigen Jahre ein grosses, schönes Areal von 70 Morgen Wald im Grunewald gelegen, also nicht weit von hier, zur freien Verfügung in sanitärer Beziehung zu stellen. Nun war das ja ein sehr schöner Anfang. Ich habe nun versucht, auf Grund dessen mir einen Plan zu machen und Geld herbeizuschaffen, um dort Baracken zu errichten und Kinder, welche anämisch, skrophulös sind, und die namentlich unter dem Schulunterricht leiden, im Laufe des Sommers dort hin zu bringen. Damit bin ich aber bis jetzt missglückt. Ich habe, vielleicht weil die Verhältnisse nicht dazu angethan waren, weder bei Finanzmännern, noch selbst bei denen, die in der Stadt das Wort haben, nach dieser Richtung hin wirklich Glück gehabt. Im Gegentheil, man hat mit einem gewissen Verdacht, möchte ich fast sagen, auf die ganze Sache geblickt und gemeint, man glaubte nicht, dass auf diese Weise etwas Gutes gegründet werden könnte. Ich möchte also im Anschluss an dasjenige, was Herr Beneke hervorgehoben hat, gewiss sehr gerne dafür plädiren, dass wir ein Comité ernennen, und ich möchte nur die Bitte aussprechen, dass das Comité auch das, was sonst nach dieser Richtung vorliegt, auch mit in's Auge fassen hilft. Wie gesagt, die Sachen gehen sehr gut nebeneinander her, dass schwer kranke Kinder nach der Nordsee oder Ostsee geschickt, dass aber anämische Kinder in Baracken in der Nähe von Berlin untergebracht werden. Ich habe mir speciell den Plan so ausgedacht, dass man da draussen nicht bloss für 4—5 Wochen die Kinder hinausbringt, sondern dass eine grosse Baracke oder mehrere errichtet werden. Das Grundstück ist sehr gross und es ist auch Wasser vorhanden, so dass eine Badeanstalt gebaut werden kann. Die Kinder sollten von 4 zu 4 Wochen changiren und es sollte auf diese Weise gleichsam eine Schule im Freien, eine Sommerschule errichtet werden, wo die Schüler zu gleicher Zeit auch im Unterricht bleiben können. Auch die Oekonomie würde vollständig gesichert sein, was sich durch Entgegenkommen der benachbarten Dörfer erreichen liesse. Es fehlt wie gesagt nur noch das nöthige Geld, und es wäre angenehm, wenn das Comité glücklicher wäre, als ich persönlich es bis jetzt gewesen bin.

Herr Foerster: Ich möchte darauf aufmerksam machen, dass ähnliche Einrichtungen, wie in Margate, ja bereits an anderen Orten schon bestehen, namentlich ist an der italienischen Küste eine ganze Reihe ähnlicher Erholungsorte für schwache Kinder. In Frankreich ist in Bercy sur Mer bei Boulogne ein Hospital für skrophulöse und anämische Kinder, welches jetzt, glaube ich, einen Belag von 600 Betten haben soll. Es ist ein altes Gebäude aus dem Anfang dieses Jahrhunderts, und erst in der letzten Zeit ist ein grosser stattlicher Baracken-Complex eingerichtet. Eine andere Idee ist z. B. in Boston oder New-York verwirklicht, es ist eine grosse Stiftung, aus deren Zinsen allwöchentlich 1 oder 2 mal eine grosse Anzahl von Kindern an's Meer hinausgefahren wird. Vielleicht lässt sich eine solche Einrichtung, die gewiss auch grossen Vortheil haben würde, mit noch weniger Kosten herstellen. Was aber das Binnenland anbelangt, so meine ich auch, es werden wohl diese Ferien-Colonien das nächstliegendste sein, wie sie in Zürich, in Frankfurt bestehen, wie sie College Baginsky sich gedacht hat, wie auch in Dresden ähnliche Einrichtungen und zwar mit bestem Erfolg geschafft worden sind. Man hat in Dresden, wie mir scheint, mit ziemlich wenig Schwierigkeiten auf verschiedenen Wegen einen ansehnlichen Fonds geschaffen, mittelst dessen eine sehr grosse Anzahl von Kindern an verschiedenen Orten der näheren und weiteren Umgebung untergebracht worden ist. Man hat da ziemlich wenig Aufwand, indem sich Kinderfreunde, Wohlthäter fanden, die ein sehr geringes Unterhaltungsgeld berechnet haben, und die Resultate, welche man erzielt hat, klingen geradezu wunderbar, wenn wir nicht wüssten, dass die Beobachter vollständig zuverlässig sind. Es sind speciell in den 4 Wochen Gewichtsdifferenzen vorgekommen, die fast unglaublich waren. Ich habe mich danach erkundigt und es scheinen denn doch die Wägungen mit solcher Vorsicht vorgenommen worden zu sein, dass man an der Richtigkeit nicht zweifeln kann.

Herr Ewald: M. H., ich brauche wohl den beredten Worten, mit denen Herr Beneke diese Angelegenheit empfohlen hat, nichts weiter hinzuzufügen. Ich möchte nur nach einer Richtung hin unser Deutschland in Schutz nehmen. Es existiren derartige Einrichtungen bei uns auch schon. Einmal existirt in Norderney eine Anstalt, in welcher arme, kranke Kinder verpflegt werden können, zweitens giebt es, wenn man von den Nordseebädern und ihrem von Herrn Beneke sehr hoch gestellten Einfluss in sanitärer Beziehung absieht, eine ganze Reihe von Orten in Deutschland, welche sich meines Erachtens auch sehr eignen, nämlich die Soolbäder, in welchen derartige Einrichtungen seit einer Reihe von Jahren bestehen. Zuerst ist in Württemberg in Jaxtfeld von württembergischen Aerzten eine solche Einrichtung geschaffen und später in Salzschlirf und einer Reihe von anderen Soolbädern. Die letzten Nachrichten sind mir von Oldesloe in Schleswig darüber zugegangen, wo die Diaconissen-Anstalt des rauhen Hauses in Hamburg derartige Einrichtungen getroffen hat und wo im vorigen Sommer bereits 40 bis 60 Kinder verpflegt worden sind. Also eine Basis, auf der weiter gebaut werden kann, ist bei uns schon geschaffen. Was die Ferien-Colonien, für die ich mich ganz besonders interessire, betrifft, so kann ich dem Collegen Baginsky insofern die vielleicht auch erfreuliche Mittheilung machen, dass sich hier auch Personen finden und bereits gefunden haben, welche Geld dazu hergeben werden, und welche sich nach dieser Richtung hin selbstthätig und werkthätig betheiligen; es wäre ja sehr schön, wenn die verschiedenen Kräfte, die sich bei dieser Gelegenheit zeigen, sich vereinigen könnten. Ich hoffe, dass es gelingen wird, derartige Ferien-Colonien auch von hier aus in's Werk zu setzen. Ich würde allerdings für Orte, die etwas weiter von der Stadt entfernt sind, plädiren, als den Grunewald, wo das ganze Sonntags-Publicum hinaus kommt. Das ist ja aber nebensächlich; es würde sich nur darum handeln, ob man die beiden Dinge miteinander vereinigen kann, und das scheint mir in der That vorläufig noch unmöglich zu sein. Ich glaube, dass man da getrennt verfahren muss, dass man die Ferien-Colonien für sich und diese Kinder-Heilanstalten, also mit wirklichem therapeutischen Apparat ausgestattete Anstalten, für sich behandeln muss. Ich glaube, dass nach dieser Richtung hin gerade ein grosses Feld vorliegt, auf welchem die öffentliche Mildthätigkeit sich in gerechter und nutzbringender Weise bethätigen kann. Dass es an einer ganzen Reihe von banausischen Einwendungen nicht fehlen wird, wie bei allen solchen Unternehmungen, ist ganz selbstverständlich. Es heisst: die Behörden thäten schon sehr viel, es wäre in ausreichender Weise gesorgt, andere Leute hätten das auch nicht gethan u. s. w. Derartige Redensarten fallen aber fort, wenn von berufener und opferwilliger Seite die Sache in Angriff genommen wird.

Herr Nötzel: Ich möchte zunächst um die Erlaubniss bitten, dem practischen Standpunkt in Bezug auf diese Frage etwas näher treten zu dürfen und zwar auch im Namen meiner Collegen in Colberg. Als wir die Tagesordnung zugeschickt bekamen, haben wir uns gefreut über diese Anregung, aber zugleich das Gefühl gehabt, es sei das ein weiterer Anstoss für die practische Ausführung einer bei uns in Colberg längst schon aufgetauchten Idee, zu der auch schon eine nicht zu unterschätzende Summe zusammengebracht ist. Ich darf vielleicht auch von meinem practischen Standpunkte aus darauf aufmerksam machen, dass es sich gewiss empfiehlt, nicht Dinge zusammen zu werfen, die doch einer verschiedenen Behandlung unterworfen werden müssen, und ich bitte, dass wir zunächst bei dem Antrag, der uns vorliegt, stehen bleiben, der also auf die Errichtung von Baracken — wahrscheinlich wird das nicht etwas anderes sein sollen als Heilanstalten — für die Unterbringung ärmerer Kinder an der Nordsee hinausgeht. Ich möchte glauben, dass es zweckmässig ist, die Frage der Ferien-Colonien hier bei der Beschlussfassung garnicht zu berücksichtigen, da sie nicht auf der Tagesordnung steht und wirklich doch eine andere Sache ist. Im Auftrage meiner Collegen, die ich mit Rücksicht auf die Wichtigkeit dieser Sache, die wir durchaus zu schätzen in der Lage sind, zusammenberufen hatte, möchte ich aber besonders hervorheben, dass wir glauben nicht unbescheiden zu sein, wenn wir darauf hinweisen, dass doch auch an der Ostsee Seeluft ist. Es liegt mir fern, vom wissenschaftlichen Standpunkte aus die Frage zu beleuchten, inwieweit sich die Heilpotenzen an der Ostseeküste von denen an der Nordseeküste unterscheiden, obgleich ich wenigstens hervorheben möchte, dass darüber wissenschaftliche Untersuchungen noch garnicht angestellt sind, aber wir können, glaube ich, mit Recht eine Anzahl von Momenten anführen, welche gerade für die Errichtung einer derartigen Anstalt in Colberg sprechen gegenüber oder neben der Errichtung einer solchen an der Nordseeküste. Vor allen Dingen aber ist es auch practisch hervorzuheben, dass wie zum Kriege Geld, Geld und nochmals Geld zur Ausführung dieser Idee gehört und dass es garnicht leicht ist, die nöthigen Mittel zusammenzubringen. Insofern möchte ich doch auch hervorheben, dass gerade in Colberg seit etwa 6 Jahren ein jüdisches Curhospital besteht, das nur auf freiwillige Beiträge und auf Schenkungen begründet ist, und dessen Verwaltungsberichte uns einen Fingerzeig darauf geben können, welche Mittel erforderlich sind. Der Unterhalt von kranken Kindern wird sich voraussichtlich nicht erheblich billiger herstellen, als der von Erwachsenen. — Dass ein Bedürfniss zu solchen Heilanstalten an den deutschen Küsten vorliegt, wird, glaube ich, nicht bestritten werden, und ich möchte ausdrücklich betonen, dass ich aus eigener Erfahrung gerade als ärztlicher Leiter des Behrend'schen Pensionats für kranke Kinder in Colberg das Bedürfniss kenne. Wir haben leider alljährlich Anträge um Aufnahme von armen kranken Kindern zurückweisen müssen, und nur in seltenen Fällen solche Kinder zu einem Pensionssatze von etwa 60 Mark monatlich unterbringen können, während in einem Curhospital der Verpflegungssatz doch ein noch geringerer ist, wie eben das jüdische Curhospital gelehrt hat. Aber es spricht, glaube ich, vor allen Dingen ein Moment — und dies möchte ich vom rein practischen Standpunkte zuerst hier hervorheben — dafür, dass wir unsere Bestrebungen in dieser Richtung nicht zersplittern, sondern sie zunächst auf einen Punkt richten, nämlich, dass in Colberg schon ein zu einem ganz ähnlichen Zwecke gesammeltes Capital vorhanden ist, das augenblicklich 13,000 Mark übersteigt[1]). Dasselbe ist zusammengebracht worden zur Errichtung eines christlichen Curhospitals, nicht etwa im Gegensatz zum jüdischen Curhospital, sondern es ist ein Jude gewesen, der durch Bereitstellung eines immerhin bedeutenden Capitals (von 500 Thlr.), das er später noch verdoppelt hat, zur Errichtung eines christlichen Curhospitals den ersten Anstoss gegeben hat. Ich glaube, es ist nicht ganz ohne Interesse und es wird auch mir gestattet sein, das auch hier hervorzuheben: es ist ein Berliner, Oppenheim. Mit diesem Capitale (von jetzt 17,000 Mark) soll (in dem schon gekauften Hause) ein christliches Curhospital mit besonderer Rücksicht auf die Aufnahme von kranken Kindern eingerichtet werden. Natürlich werden Erwachsene nicht ausgeschlossen werden können, aber bei der Schwierigkeit, dauernd bedeutende Summen zu wohlthätigen Zwecken zusammenzubringen, die wohl jeder erfahren hat und kennt, der solchen Angelegenheiten näher gestanden, ist es gewiss nicht unwesentlich mit einem solchen Capital anfangen zu können. Sonst haben wir eben geglaubt, dass die Lage von Colberg, ungefähr inmitten der langgestreckten Ostseeküste, eine sehr geeignete sei, und dass es sich für das immerhin wohl etwas ärmere und einer solchen Anstalt vielleicht besonders bedürftige nordöstliche Deutschland empfehlen würde, dort den Anfang zu machen gegenüber der geographischen Lage von Helgoland, das nebenbei bemerkt der englischen Krone unterthänig ist, oder Norderney, das an der äussersten Grenze des Nordwestens unseres gemeinsamen Vaterlandes liegt, schwer erreichbar von einem bedeutenden grösseren Theile unserer östlichen Provinzen. Bis zum südlichen Deutschland wird die Wirksamkeit einer solchen Anstalt doch wohl vorläufig schwerlich ausgedehnt werden können, da soviel ich zu wissen glaube, die Eisenbahn-Directionen nicht so leicht zu bewegen sein werden, diese Kinder unentgeltlich zu befördern und die Reisekosten bei grossen Entfernungen kaum zu erschwingen sein werden. Wesentlich dürfte es auch sein, dass Colberg nicht nur überhaupt unmittelbar an der Eisenbahn liegt, wie nur wenige Seebäder, sondern sein Bahnhof auch mitten in der Badestadt sich befindet, so dass auch die schwersten Kranken leicht dorthin geschafft werden können. Ausserdem glauben wir, dass unsere gut eingerichteten Sool-Badeanstalten, die ja von einer grossen Zahl von

[1]) Bis zum Herbst ist das Capital auf über 17,000 Mark gestiegen und ein eigenes Haus schon dafür gekauft.

Kindern benutzt werden können — es würde also nicht nöthig sein, für diese Kinder besondere Badeanstalten herzustellen — uns als Vorzug zur Seite stehen. Die Luft ist ja nicht Nordseeluft, aber der anwesende College Lender wird für diejenigen Herren, die auf seine Beobachtungen Werth legen, bestätigen können, dass wenigstens in Bezug auf Ozonmessungen Colberg immer an der Spitze der meteorologischen Meldungen steht. Dann sind in Colberg nicht weniger als 11 Aerzte, und ich glaube, es ist nicht unwesentlich, wenn wir sagen können, wir können auch schwerere Fälle dort behandeln. Es ist das bei uns natürlich leichter, als in einem Badeorte, wo nur ein oder zwei Badeärzte anwesend sind. In Colberg würde jeder von uns sehr gern die Behandlung übernehmen, soweit das nöthig ist. Gerade diese Umstände, glaube ich, haben schon vor einigen Jahren Herrn Professor Henoch dazu gebracht, eine ähnliche Idee auszusprechen. Er hat nämlich in seinen Vorlesungen geäussert, dass er Colberg gerade für den geeigneten Ort halte, wo eine derartige Anstalt errichtet werden sollte. Leider ist diese Anregung damals nicht auf fruchtbaren Boden gefallen und ich glaube, es ist das ein Beweis mehr dafür, dass wir darauf sehen müssen, practisch bei der Ausführung dieser Idee zu verfahren, und dass wir uns nicht mit Hinweisung auf das, was wünschenswerth ist, begnügen dürfen. Wir würden in Colberg auch Gelegenheit haben, durch barmherzige Schwestern die Kinder pflegen zu lassen, und das ist gewiss nicht unwesentlich. Seit einiger Zeit sind drei [1]) schon dort stationirt, und es würde sich wahrscheinlich leicht ermöglichen lassen, für diese Zwecke noch mehr barmherzige Schwestern dorthin zu bekommen. Es dürfte auch nicht ganz ausser Acht zu lassen sein, dass in Colberg alles, was zur ärztlichen Behandlung oder sonst wie nothwendig ist, schnell und leicht zu haben ist, wie es anderswo doch wohl kaum überall der Fall sein würde.

Herr Börner: M. H., Herr Beneke wird aus der lebhaften Discussion gewiss die Ueberzeugung gewonnen haben, dass der Antrag, den er hier gestellt hat, ein ausserordentlich zeitgemässer war. Ich freue mich auch, dass eine Erweiterung dieses Antrages, wie sie besonders von Herrn Baginsky geplant wird, meiner Meinung nach mit Recht zurückgewiesen worden ist. Herr Beneke ging davon aus, dass es sich hier um zu heilende Kranke handelt und nicht um andere ausserordentlich nützliche Bestrebungen, die mehr zur Schul-Hygiene gehören, als zu dem Gebiet, welches Herr Beneke berücksichtigt hat. Nun, m. H., wenn ich mich für den Antrag Beneke ausspreche, eine Commission zu ernennen, welche die Mittel und Wege berathen soll, um die Sache zum Leben zu führen, so gehe ich allerdings davon aus, dass er mit einem bestimmten Ziele die Nordsee seinem Antrage zu Grunde gelegt hat. Ich glaube, Sie werden von vornherein von mir

[1]) Seit diesem Herbste schon vier.

voraussetzen, dass ich die Bestrebungen der übrigen Badeorte, also der Soolbäder, die Herr Ewald hervorgehoben hat und dann die des Bades Colberg und vielleicht ähnlicher nach dieser Richtung hin durchaus anerkenne. Ich habe selbst mehrfach auf die Bestrebungen Colbergs hingewiesen. Wenn ich aber Herrn Beneke recht verstanden habe, so findet er gerade in der Nordseeluft ein Heilmittel für eine bestimmte Form der beginnenden Tuberculose, resp. Scrophulose, welches er anderswo nicht findet, und ich glaube allerdings, dass dieser Ansicht von Seiten der Pathologen und Therapeuten im grossen und ganzen zugestimmt wird. Wir haben also hier drei Vorschläge. Wir wissen, dass bei bestimmten Formen die Seeluft an der Ostsee mit der wichtigen Verbindung des Soolbades vortrefflich wirkt, wir wissen, dass für viele Formen uns die Soolbäder allein den grössten Nutzen bringen, Herr Beneke führt uns ein anderes, seiner Meinung nach fast das einzige Heilmittel für viele und wichtige Formen vor und dieses Heilmittel will er den unbemittelten Kreisen zugänglich machen. Das glaube ich, ist der Sinn seines Vorschlages. Wenn ich also dafür bin, dass wir die von Herrn Beneke vorgeschlagene Commission erwählen, welche die Mittel und Wege seinen Antrag durchzuführen berathen und uns weitere Vorschläge machen soll, so bin ich allerdings auch mit ihm der Ansicht, dass wir uns auf dieses bestimmte Ziel beschränken. Damit ist ja garnicht ausgeschlossen, dass andere Bestrebungen sich denjenigen Zielen zuwenden, die seitens der Soolbäder und der Ostseebäder verfolgt werden. Ich glaube demnach, dass wir uns dem Antrag Beneke in diesem Sinne anschliessen können und müssen. Ein wichtiges Hilfsmittel zur Erreichung dieser Zwecke würde noch darin bestehen, dass Herr Beneke seinen Vortrag vielleicht in erweiterter populärer Form zur weiteren Kenntniss des Publicums bringt. Ich danke Herrn Beneke persönlich, dass er den Kampf auf diesen Gebieten weiter kämpft, den Kampf gegen Tuberculose und Scrophulose, und ich hoffe, dass diese Bestrebungen erfolgreich sein werden.

Herr Beneke: Ich kann nur den Auffassungen beistimmen, die Herr Börner eben meinem Antrage untergelegt hat. So sehr erfreulich die hier hervorgetretenen Bestrebungen sind, muss ich doch gerade auf die Specialität meines Antrages zurückkommen und zwar aus dem Grunde, weil meine eigenen practischen Erfahrungen auf allen diesen Gebieten, in Bezug auf Soolbäder, Ferienorte u. s. w. ergeben haben, dass es gewisse Zustände giebt, für die ich nichts besseres kenne, als die Nordsee. Ich habe selbst in Nauheim 20 Jahre gewirkt und habe den ersten Groschen beigetragen, ein Hospital zu errichten, ein hübsches Gebäude, welches jetzt 30 Betten hat. Dort haben wir sehr viele Kinder gehabt, jetzt wird noch ein besonderes Kinderhospital daneben errichtet, aber m. H., ich komme in Nauheim mit vielen Scrophulose-Zuständen absolut nicht zum Ziele, während ich im Seebade nur durch die Seeluft zu einem Ziele gelangt bin. Das ist dasselbe, was ich schon in England gefunden habe, auch in Trouville und an der Seeküste der Insel Wight. Aber gehen Sie unsere Nordseeküste durch, wir haben Badeanlagen auf Sylt, Wangeroog, Borkum, Norderney, aber nur eine einzige Kinderheil-Anstalt auf Norderney. Es ist in Deutschland wirklich eine schlechte Methode, dass man über diese Anstalten so wenig im Publicum verbreitet. In England hat man über jede einen jährlichen Bericht; das müssen wir uns auch in Deutschland aneignen, wenn solche Institute blühen sollen.

Da die Bestrebungen so weit auseinander gehen, möchte ich jetzt meinen Antrag ganz bestimmt fixiren. Wir können nicht für die ganze Welt sorgen. Mein bestimmter Antrag wird jetzt dahin gehen: nur die Nordsee in's Auge zu fassen und dort womöglich zuerst nur eine Baracke zu errichten. Das Motiv zu meinem Antrage ist, dass ich in verschiedenen Fällen, wo ich bei Soolbädern nicht zum Ziele kam, an der See ganz entschiedene Erfolge gehabt habe. Ich möchte also wünschen, dass wir scrophulösen Kindern unter sehr billigen Verhältnissen oder vielleicht ganz unentgeltlich die Wohlthat der Nordseeluft zuführen können.

Herr Seemann: Ich möchte Sie ebenfalls bitten, die Vorschläge, die hier gemacht sind, doch streng von einander zu trennen. Ich schliesse mich darin Herrn Börner vollständig an, aber ich möchte doch den Antrag des Herrn Beneke so erweitert wissen, dass nicht nur für die Nordseebäder ausschliesslich, sondern im allgemeinen für Seebäder solche Einrichtungen als wünschenswerth hingestellt werden. Ich will natürlich nicht die Frage discutiren, ob die Nordseebäder ganz speciell geeignet sind, bestimmte Fälle von Scrophulose, welche von den Soolbädern und Ostseebädern nicht beseitigt werden können, zu heilen. Das würde viel zu weit führen. Ich glaube auch nicht, dass für uns hier das Bestreben vorliegen kann, ein bestimmtes Krankheitssymptom zu beseitigen, sondern höchstens könnte die Specialisirung so weit gehen, dass wir nicht gesunde Kinder unterbringen wollen, sondern kranke Kinder, und kranke Kinder können ebenso gut mit Vortheil in den Nordseebädern, als in den Ostseebädern untergebracht werden. Es würde daher doch eine weitgehende Beschränkung sein, wenn wir den Antrag Beneke annehmen wollten, wie er gestellt ist. Ich glaube, wir thun weit besser, wenn wir ihn ein wenig erweitern, wie auch der Herr Vortragende im Beginne seines Vortrages zugegeben hat, dass wir im allgemeinen Stationen an Seebädern errichten, ob nun in Colberg oder in irgend einem anderen Bade ist ja gleichgültig. Das zweite ist, dass ich nicht, wie der Herr Vortragende gewünscht, eine Commission erwählt sehen möchte, welche erst in der nächsten Sitzung, nach einem Jahre Bericht erstatten sollte, sondern welche sofort werkthätig eingreift, welche sofort von Ihnen mit der Befugniss ausgerüstet wird, selbständig vorzugehen und nach Gutdünken, wenn sie die nöthigen Mittel beschafft hat, weitere Vorschläge zu machen oder weitere Einrichtungen zu treffen. Ich habe mich ebenfalls für das Institut in Colberg von vornherein interessirt und kann die Versicherung geben, dass, wenn nur einigermassen practisch geübte Mitglieder in der Verwaltung sitzen, es garnicht so schwer ist, die nöthigen Geldmittel zu beschaffen. Allerdings gehört Energie und Thatkraft dazu, man muss sich nicht beschränken, zu warten, bis die reichen Herren einem Geldmittel entgegenbringen.

Die Discussion wird darauf geschlossen. Der Antrag Colberg lautet: „Die Versammlung möge beschliessen, nicht allein an der Nordsee, sondern auch an der Ostsee Heilanstalten für kranke Kinder zu begründen, und an der Ostsee in erster Reihe in Colberg."

Das Amendement, den Antrag Beneke auf die Sool- und Ostsee-Bäder auszudehnen, wird abgelehnt, ebenso der Antrag Colberg [letzterer gegen eine erhebliche Minorität] und der Antrag Beneke darauf unverändert genehmigt. In die Commission werden gewählt: die Herren Beneke, Fromm, Liebreich, Zuelzer, Leyden, Ewald, Mosler.

Der Commission wird das Recht der Cooptation gewährt.

(Schluss der Sitzung 3 Uhr.)

Versammlung am 6. April 1880.

Der Vorsitzende Herr **F. Winckel** - Dresden eröffnet die Sitzung um $12^1/_2$ Uhr.

Herr **Hennig** - Leipzig:

Ueber Entzündung der Unterzungendrüse bei Neugeborenen.

M. H., es ist mir nur einige Male vergönnt gewesen, eine Affection zu sehen, von welcher ich anderwärts sehr wenig Aufgezeichnetes gefunden habe, bezüglich deren ich auch nicht von Collegen gehört habe, dass sie ähnliches gesehen haben. Das kann Zufall sein; es ist vielleicht eine Affection, die relativ nicht für bedeutend gegolten hat und deshalb den Aufzeichnungen entgangen ist. Es bezieht sich das auf die Beobachtung der Entzündungen der vorderen Speicheldrüsen, also der Submaxillaris und der Sublingualis bei Neugeborenen. Nach Einsicht der mir zugehörigen Fälle bin ich allmählich zu der Ansicht gekommen, dass diese Entzündungen resp. Eiterungen meist in Verbindung stehen mit Infectionen der Mutter, also zu den Puerperalkrankheiten der Neugeborenen in den meisten Fällen zu ziehen sein werden. Es sind ausserdem diese Affectionen so schwerwiegend für das Leben der Neugeborenen, dass sie einmal einer Betrachtung werth sind. Ich werde mich möglichst kurz fassen, weil wir noch Vieles vorhaben. Der erste Fall war mir vorgekommen in der Klinik des jetzigen Professors Karl Braun in Wien, als er noch Assistent an der geburtshülflichen Klinik daselbst war. Es war damals eine ziemliche Anzahl puerperalkranker Mütter in dem Gebärsaale, und bei einem Kinde, welches wohl 3 Tage alt war, entwickelte sich eine Entzündung der rechten Submaxillardrüse. Doctor Braun öffnete die Drüse, das Kind ist aber trotzdem gestorben. Die Operation war nothwendig, weil das Kind nicht schlucken konnte. Der zweite Fall, wieder an der Submaxillaris, kam mir vor in einem Falle, wo ich eine Frau von Zwillingen entbunden hatte, wovon das eine Kind sofort an den Folgen der Entbindung starb — es war ein sehr enges Becken —, das andere Kind, ein Mädchen, aber noch 13 Tage lebte. Am dritten Tage nach der Geburt entwickelte sich nach traumatischer Veranlassung — ich habe das Kind bei nachfolgendem Kopf mit der Zange herausgeholt — eine Entzündung der Submaxillardrüse an der linken Seite, die sehr bald in Eiterung überging. Die Eiterung verbreitete sich nicht blos in die Drüse hinein, so dass sie bei der Section um etwa $^2/_3$ ihres Volumens angefressen gefunden wurde, sondern senkte sich auch nach Perforation der Fascia des Mundbodens in die Umgegend bis zur Pleura und hat wahrscheinlich in dieser Gegend Pneumonie hervorgerufen. Der dritte Fall betrifft nun die Sublingualis. Der Fall kam vor bei einer Frau, welche von einem anderen Collegen entbunden wurde. Ich kam am sechsten Tage dazu und fand eine Ruptur der Vagina, die wahrscheinlich nicht durch die Forceps-Operation entstanden war, aber bei dieser Frau, einer Zweitgebärenden eine colossale Sepsis verursachte. Das Zimmer war, als ich es betrat, so von brandigem Geruch durchdrungen, dass ich erst nach sehr häufig wiederholter Desinfection des Zimmers und der Wunde eine bessere Luft schaffen konnte. Die Frau ist nach sehr schwerer Krankheit davon gekommen. Das Kind bekam erst einen Eiterungsprocess am Nabel, der mich aufmerksam machte, ob nicht etwas darauf folgen würde; und in der That folgte zwei Tage später eine Entzündung der linken Sublingualis, welche in Form eines haselnussgrossen Knotens sehr schmerzhaft auftrat, das Kind in geringe Convulsionen versetzte, hauptsächlich aber das Schlucken, das Saugen sehr erschwerte. Zu meiner Freude ging die Eiterung sehr rasch vor sich und der Eiter entleerte sich spontan, worauf das Kind allmählich genas. — Ich finde über die Entzündung der Sublingualis nur eine Andeutung bei Bednar, welcher zwei Fälle erwähnt von blaurother Geschwulst, wahrscheinlich mit Verhärtung des Secrets der Drüsen, denn er spricht von einem wasserhellen Safte, welcher sich spontan resorbirt hat. Ob die betreffende Mutter puerperalkrank war, steht allerdings nicht dabei. Das eine war ein 11tägiger Knabe, der eine bohnengrosse Geschwulst, das andere ein 23tägiges Mädchen, welches rechts eine haselnussgrosse Geschwulst hatte. — Die Affection dieser vorderen Speicheldrüsen kann auf den ersten Anblick als eine zufällige erscheinen, es ist aber doch möglich, dass die Einrichtung des Fötus und des Neugeborenen in Bezug auf Erzeugung von Speichel hier einwirkt und erklärt, warum in der Parotis so gut wie garnichts vorkommt. Die Parotis entsteht bekanntlich beträchtlich später beim Fötus als die vorderen Speicheldrüsen (Kölliker). Es hat sich ferner in der Parotis etwas Pathologisches bei Neugeborenen, so viel ich weiss, noch nicht gefunden, dagegen haben sich schon Speichelsteine in der Sublingualis gefunden, namentlich einer bei einem dreiwöchentlichen Kinde von Burdel beschrieben, von Cloquet danach referirt. Wir wissen ferner, dass der Speichel der Sublingualis und der Submaxillaris etwas reichlicher ausgesondert wird beim Neugeborenen, als der noch sehr in der Entwickelung zurückbleibende Parotisspeichel. Zweifel hat zwar erst bei einem dreimonatlichen Kinde Spuren von Umsetzungs-Materie gefunden, also Ferment zur Zuckerbildung in der Submaxillaris; aber die höhere Entwickelung der vorderen Speicheldrüsen gegen die Parotis des Neugeborenen fordert auf, die genannte Untersuchung einer wiederholten Prüfung zu unterziehen, da Bidder und Schmidt schon bei wenige Tage alten Thieren diastatischen Unterkieferdrüsenspeichel nachgewiesen haben, während der Parotissaft gleichalter Hunde ohne Wirkung blieb. Es ist ja bekannt, dass die Einspeichelung und die Speichelkraft, also die fermentirende Kraft des Speichels bei neugeborenen Kindern sehr zurücksteht, aber Spuren von zuckerbildendem Ferment sind ja schon da. Es haben ferner die genannten Drüsen neuerdings wieder von Isidor Bermann eine Untersuchung erfahren, die von höchstem Interesse ist. Bermann hat die Submaxillaris zuerst bei verschiedenen Säugern untersucht und hat gefunden, dass diese Drüse auch beim Menschen nicht aus einer einfachen aggregirten Drüse besteht, nicht einheitlich zusammengesetzt ist, sondern zweierlei Substanzen beim Menschen bietet, welche namentlich beim Kinde sehr deutlich zu Tage treten. Es ist ausser den gewöhnlichen schon bekannten Drüsen nämlich ein Aggregat von Blinddärmen, welche hauptsächlich Schleim enthalten und im Centrum der Drüsen an den Ausführungs-Gängen derselben liegen und wahrscheinlich Quelle des Schleims sind, welcher dem Submaxillaris-Speichel, wie wir schon längst wussten, beigemengt ist. Wir wussten nämlich, dass der Submaxillaris- und Sublingualis-Speichel immer schleimiger Natur ist und nicht reiner Speichel wie der Parotis-Speichel. Bermann hat bei Raubthieren ausserdem noch zwei neue Substanzen nachgewiesen: eine leberartige mehr in der Peripherie der Drüsen und eine von verzweigten Gängen, die aber beim Menschen bis jetzt nicht nachgewiesen sind. Ich habe die sublingualen Drüsen auf die etwaige zweite oder dritte Art der Zusammensetzung untersucht und habe bis jetzt bei Neugeborenen davon nichts gefunden, sondern nur den bekannten Drüsenbau. Ich kann daher, wenn ich auf die ziemlich häufige Vereiterung der Submaxillaris vorhin hinwies, nicht etwa denken, dass diese zweite Substanz, die schleimbildende, hauptsächlich die Structur sei, in welcher sich metastatische Abscesse bei puerperalkranken Kindern ablagern, sondern wahrscheinlich ist es eine nicht bekannte Drüsensubstanz, welche diesen metastatischen Process hervorbringt, weil in der Sublingualis, wo die zweite Substanz, die schleimbildende, nicht in gesonderten Därmen nachweisbar ist, trotzdem auch diese metastatischen Abscesse der Neugeborenen vorkommen. Ich wollte also nur die Aufmerksamkeit der Herren Kliniker auf diese sonderbare vorzeitige Erkrankung dieser vorderen Speicheldrüsen bei neugeborenen Kindern hinlenken im Gegensatz zu der noch in Schatten gestellten Function der Parotis in frühem Lebensalter. Es liegt nun zwar nahe, noch über eine ähnliche Beobachtung zu sprechen, die etwa hierher gehören könnte; ich will sie aber nur kurz berühren. Es giebt nämlich seit Bochdalek Gänge, welche hinter dem Mylohyoïdes auf dem Boden der Mundhöhle und zwischen den Rändern der Genïohyoïdes liegen. Die Drüsenschläuche können hin und wieder die bekannte cystische Form (Ranula) darbieten, wenn sie sich mit Schleim füllen. Ein Theil der Cysten der Mundhöhle geht wahrscheinlich aus diesen Gängen hervor. Es hat neuerdings ein Forscher, Zuckerkandl, diese Gänge wahrscheinlich zum zweiten Male entdeckt. Er beschreibt sie ganz ähnlich wie Bochdalek und E. Neumann sie beschrieben haben, hat sie aber als noch nicht bekannt angegeben. Ich glaube aber nicht, dass das zweierlei Drüsen sind.

Herr **Förster**-Dresden:

Ueber trophische Störungen bei Lähmungen.

M. H., Sie wissen, dass ein Vortrag von meiner Seite eigentlich nicht auf der Tagesordnung stand. Es ist mir erst vorgestern der Wunsch gekommen, vor Ihnen zu sprechen, und ich muss daher dem Vorstande sehr vielen Dank wissen, dass er mich noch in die Zahl der Redner eingereiht hat. Ich bin aber andererseits dadurch in die Lage versetzt, um Ihre Nachsicht bitten zu müssen wegen der Skizzenhaftigkeit und, ich kann sagen Unfertigkeit meiner Mittheilung.

Ich wollte nur einige Worte zu Ihnen sprechen über trophische Störungen nach Lähmungen, also über Lähmung des Längen-Wachsthums, welche sich überhaupt nur beim Kinde studiren lässt, und über Atrophie, welche selbstverständlich hauptsächlich Muskel-Atrophie ist. Ich wollte hierüber sprechen, weniger mit Beziehung auf die sogenannte Kinderlähmung, wo diese Verhältnisse ja genau studirt und bekannt sind, sondern bezüglich der cerebralen Lähmungen. Wir finden bei Erb, Ziemssen's Handbuch der Spec. Path. XII, Krankh. d. Nervensyst. II, 2. Aufl. p. 420 die Behauptung, dass sich trophische Störungen bei cerebralen Lähmungen selten finden und besonders pflege Atrophie fast niemals einzutreten mit Ausnahme der Bulbärparalyse. Es ist mir nun Gelegenheit geworden, m. H., im Dresdener Kinderhospital in den letzten paar Jahren 6 Fälle cerebraler Hemiplegien zu beobachten, alle 6 charakterisirt durch die Verlaufsweise, durch die Mitbetheiligung der Gesichtsnerven, des Facialis, des Hypoglossus und durch die Erhaltung der faradischen Muskelerregbarkeit. Ich werde über diese Fälle und andere Lähmungen in einem Bericht aus dem Dresdner Kinderhospital später weitere Mittheilung machen. Ich erlaube mir aber gerade die Beobachtungs-Tabellen über diese Hemiplegien Ihnen vorzulegen. Ich bin nun bei meinen Beobachtungen in diesen Fällen allerdings zu einem wesentlich anderen Resultat als Erb gekommen. Was zunächst das Längen-Wachsthum anbelangt, so schloss bei zweien jener 6 Fälle die Beobachtung schon mit der 12. u. 23. Woche nach dem Eintritt der Lähmung ab. Hier war allerdings keine Verkürzung zu constatiren. Die 4 andern Fälle wurden 7 Monate, 1 Jahr 10 Monate, 5 und 6¼ Jahr nach dem Eintritt der Lähmung und zwar wiederholt untersucht. Es fand darüber noch eine Controle statt, indem erst der Assistent untersuchte und dann ich. Wir haben dann wiederholt diese Untersuchungen gemacht, und in diesen Fällen fanden sich Verkürzungen zweimal von 1, einmal von 1½, einmal von 2 Centimetern und zwar jedesmal etwa gleichmässig in der oberen und unteren Extremität. Was sodann die Atrophie anbelangt, welche von Erb als besonders selten bezeichnet wird, so habe ich gefunden — ich spreche natürlich nur vom Kinde, obgleich es mir nicht unwahrscheinlich ist, dass beim Erwachsenen die

Verhältnisse sich doch nicht vollständig anders verhalten werden — dass nahezu regelmässig und sogar sehr rasch in wenigen Wochen diese Atrophie eintritt, um weiterhin beinahe vollständig auf dem gleichen Standpunkte zu bleiben. Das eine Kind, 3 Wochen nach der Lähmung untersucht, hatte auf der gelähmten Seite einen um $^3/_4$ Ctm. geringeren Wadenumfang, eine Differenz, welche 5 Monate später nur auf 1 Ctm. gestiegen war. Ein zweites Kind zeigte 5 Wochen nach der Lähmung 1 Ctm. Differenz im Oberarm und der Wade und dieses Verhältniss hat sich auch 18 Wochen später nur sehr wenig vermehrt. Eine Differenz von $^3/_4$—2 Ctm. hatten 3 der älteren Fälle, nur bei einem der Kinder war nach 1 Jahr 10 Monate keine Atrophie zu finden.

Ich bemerke noch, dass 1 Ctm. Differenz bei Kindern, wo die betreffenden Extremitäten überhaupt nur etwa 16, 17, 18 Ctm. Umfang haben, schon eine Rolle spielt, und ferner, dass auch die weniger messbaren aber deutlich durch das Auge controlirbaren Muskeln, wie der Deltoideus, der Abductor pollucis sehr auffällige Atrophie zeigten. Was diese Atrophie im Gegensatze zu der Atrophie bei spinalen Kinderlähmungen auszeichnete, war das Ausbleiben der weichen, ich möchte sagen, teigigen Beschaffenheit der Muskulatur; es traten in der Regel rasch Contracturen ein. Ich beobachtete einmal schon nach 5 Wochen, das andere Mal nach 9 Wochen ziemlich hochgradige Contracturen in Schulter, Ellenbogen, Hand, Finger. Es erschlaffen ferner niemals die Gelenkkapseln, wie wir es bei spinalen Kinderlähmungen sehen. Wie diese trophischen Störungen zu Stande kommen, da wir ja, so viel mir bekannt ist, ein trophisches Centrum im Hirn nicht kennen, ob vielleicht doch ziemlich rasch consecutiv im Rückenmark in gewissen Regionen sich Störungen anschliessen, muss ich dahingestellt sein lassen. Ich erwähne nur noch mit Bezug darauf, dass in 2 der 6 Fälle sich zugleich bedeutende Erhöhung der Sehnenreflexe auf der gelähmten Seite fand. Wenn man also diese beiden Erscheinungen mit dem Rückenmark in Verbindung bringen wollte, so würde man wohl eine Mitleidenschaft verschiedener Partien der grauen Vordersäulen und der Seitenstränge herbeiziehen müssen. Ich enthalte mich jeder bestimmten Vermuthung in dieser Beziehung, halte es aber doch für sehr wünschenswerth, dass in ähnlichen Fällen weiter darauf geachtet und anatomische Untersuchungen des Rückenmarks angestellt werden, wo dazu Gelegenheit gegeben ist. Im Gegensatz zu diesen Beobachtungen möchte ich noch den, wie mir scheint, nicht genügend hervorgehobenen Umstand constatiren, dass bei der gewöhnlichen spinalen Kinderlähmung, der Poliomyelitis anterior, nicht immer einer vorhandenen erheblichen Muskelatrophie auch eine ähnliche Abnahme des Längenwachsthums entspricht. Ich hatte Gelegenheit, in dem Kinderhospital zu Dresden in den letzten Monaten zwei Fälle zu beobachten, in welchen zwei Jahre nach erfolgter Lähmung bei sehr bedeutender Atrophie doch nicht die geringste Verkürzung der Glieder eingetreten war und wo also auch nach diesem langen Zeitraum nunmehr auch wohl keine Verkürzung weiter zu erwarten war. Man muss also doch wohl annehmen, dass, wenn auch die Centren sowohl für das Längen-Wachsthum, wie für das Dicken-Wachsthum in derselben Region des Rückenmarks in den grauen Vordersäulen gelegen sind, doch nicht gleichzeitig oder wenigstens nicht gleichmässig beide Centren bei den genannten Kranken betroffen zu werden brauchen.

Referat der Schulhygiene-Commission.

Referent Herr **Hennig**-Leipzig.

Seit der Ausführung der im deutschen Reiche verschärften Schulgesetze haben sich Schädigungen der Gesundheit bemerkbar gemacht, welche sich erst in den letzten Jahren zu einer dem Arzte auffälligen Geneigtheit der Schulkinder zu gewissen Schwächezuständen und Erkrankungen summirten.

1. Ueberreizung des Gehirns, Neigung zu gestörtem Schlafe, schweren Träumen, Melancholie, Gespräche vom Sterben und von dem beneidenswerthen Zustande der Gestorbenen, überhaupt unkindliche Frühreife und unkindliche Gemüthszustände.

2. Zu früh erwachende Geschlechtsthätigkeit, zu frühe Erectionen, Pollutionen, Menses praecoces, Reiz zu Onanie besonders bei Solchen, welche sofort nach der Mahlzeit angestrengt schreiben, rechnen, Aufsätze vorbereiten.

3. Blutmangel, gestörte Verdauung, besonders bei Solchen, welche nach dem Abendbrot in die Nacht hinein aufsitzen.

4. Schlaffe Körperhaltung, Scoliosen.

5. Kurzsichtigkeit und Engbrüstigkeit. Beiden Uebeln kann durch Stirnhalter, welche von der Stuhllehne aus um den Kopf des Kindes herumgreifen, gesteuert werden — aber in den Schulen sind diese Apparate nicht eingeführt.

6. Ueberfüllung des Gehirns mit zum Theil unbrauchbarem Lernstoffe, daher Unlust zu den wirklich nöthigen und für das ganze Leben bleibenden nützlichen Aufgaben[1]).

7. Angst vor den zu hohe Anforderungen stellenden Prüfungen (im Gefolge: Meningitis etc.).

8. Krankheiten der Uro-Rectalgebiete wegen Verhinderung der natürlichen Verrichtungen.

Beispiele. 1. Ein Knabe, jetzt $10\frac{1}{2}$ Jahre alt, bekam mit dem Alter von 6 Mon. epileptiforme Krämpfe, welche sich später abschwächten. Gegenwärtig hat er sie nur in der Schulzeit, nie in den Ferien.

2. In einer Bildungsanstalt für Lehrerinnen ist die Zeit zwischen dem ersten und einzigen Frühstücke zu lang, daher viele der darin unterrichteten Mädchen bleichsüchtig werden und schon mehrere in's Irrenhaus gebracht werden mussten, welche letztere Folge zu angestrengten geistigen Arbeitens auch in einem anderen Lehrerinnenseminar vorgekommen ist.

3. In einer Stadtschule wird 10—12 jährigen Mädchen aufgegeben, die Definition des specifischen Gewichtes der Elemente und die Ziffern der spec. Gewichte von etwa 20 Elementen abzuschreiben und auswendig zu lernen. Quem ad finem?

4. Eine Fürstenschule schickte wegen ansteckender Augenentzündung sämmtliche Schüler nach Hause, gab aber auch den Befallenen noch schriftliche Ferienarbeiten auf.

Ausser obigen Uebelständen wird durch den Schulzwang auch der gesammten Bevölkerung geschadet durch Verbreitung oft tödtlicher oder schwere Folgen nach sich ziehender ansteckender Krankheiten.

Belege: 1. Ein Lehrer einer städtischen Volksschule beachtete nicht das ärztliche Zeugniss, welches einen Knaben noch nicht frei vom Keuchhusten erklärte, und nöthigte das Kind, mit den gesunden wieder regelmässig die Stunden zu besuchen.

[1]) In einer ländlichen Fortbildungsschule wird in der Prüfung die sphär.-trigonometrische Formel abgefragt: $\sqrt{2\pi.\varrho}$! — In einer Dorfschule bei Leipzig fragt der Lehrer: Was geschieht mit der Sonne, wenn sie wohin fällt? (Die Antwort war eingetrichtert.)

2. Scharlach lässt sich durch strenge Absperrung verhüten[1]); wenn aber die Geschwister eines scharlachkranken Kindes während der Dauer der Krankheit nicht die Schule versäumen dürfen, so schleppen sie, wie man allmonatlich sieht, den Ansteckungsstoff mit in die Schule und vereiteln so das ärztliche Bemühen, der gefährlichen Seuche einen Damm entgegenzusetzen.

Auch die Lehrkörper selbst haben seit kurzem in anerkennenswerthen Ausnahmen die Ueberzeugung gewonnen, dass der Schulzwang und der Inhalt des Unterrichtes nicht in blinder Steigerung anstrengen dürfen, soll nicht das dadurch bereits geschädigte Völkerwohl noch ernster geschädigt werden. Vor zwei Jahren tagte die 6. Versammlung des deutschen Vereins für öffentliche Gesundheitspflege in Dresden (Deutsche Vierteljahrsschrift derselben, 11. Band I. 1879). Es ward der in Preussen formulirte Unterrichtsgesetzentwurf besprochen. Referenten waren Director Alexi von Saargemünd nnd Dr. Chalybaeus. Man erkannte, dass Behörden, Lehrer und Publicnm von den jetzigen Leistungen der Schüler nicht mehr befriedigt werden. Man erinnere sich nur der massenweisen Repulse bei den Prüfungen für einjährig Freiwillige. Das Krummsitzen, die Verderbniss der Augen können auch zu Hause besser als bisher verhütet werden. Man verwarf alle zwangsweisen Nachmittags-Unterrichtsstunden und wollte sie nur für die technischen Fächer zugelassen. Kindergärten, sagte man, ersetzen die Schule nicht, verderben leicht den Kindern den Geschmack für die eigentliche Schule.

Obgleich nun Alexi als Realschulmann für parteilich gilt, so verdienen doch die von ihm durchgebrachten Thesen vom hygienischen Standpunkte aus Beachtung:

I. Schulpflicht sei nur vom Ende des 6. bis Ende des 14. Jahres gestattet. Ich (Hennig) habe dazu noch zu bemerken, dass man über die Erfolge der seit einigen Jahren eingeführten Fortbildungscurse sehr getheilter Meinung und keineswegs glücklich ist.

II. Die Zahl der Stunden sei 20—30 je nach dem Alter der Kinder und Beginn früh 7 Uhr. Häusliche Arbeit sei $\frac{1}{2}$—$1\frac{1}{2}$ Stunde täglich, nie Sonntags gestattet.

III. Gymnasien, Realschulen und höhere Töchterschulen sollten nie mehr als 24 Stunden für die Woche ansetzen, in grossen Städten nur Vormittags unterrichten, zu Hause 1, höchstens 3 Stunden täglich beschäftigen.

Unsere von der vorjährigen Sitzung dieses hochachtbaren Vereins beschlossene und eingesetzte Commission für diesen Gegenstand, deren Referent zu sein ich die Ehre habe, begnügt sich vorläufig, folgende Punkte aufzustellen:

a) Realschule und Gymnasium sollen in ihren Plänen getrennt bleiben,

[1]) Ich verlange 8 wöchentliche Quarantäne. Hennig.

erstere hauptsächlich die mathematischen Fächer, letzteres die Sprachen, namentlich auch die altclassischen bebauen.

b) Der Nachmittagsunterricht ist auf das Aeusserste zu beschränken, im Sommer lediglich durch Hausarbeit zu ersetzen.

c) Die Hausarbeit darf nicht so schwierig und schwerverständlich sein, dass, wie oft, die Eltern oder Erzieherinnen $^3/_4$ der Arbeit für die Kinder machen müssen. Kurz nach dem Mittagbrod werde nicht angefangen, nach dem Abendessen nie Kopfarbeit getrieben. Schwächliche Kinder, besonders solche, welche schnell wachsen, bedürfen in Schule und Haus eines von der Sessellehne sich hinter dem Rücken des Kindes erhebenden Scheites, welches oben einen Reifen trägt, der die Stirn beim Schreiben und Zeichnen ebenmässig zurückhält. Das Erinnern „sich gerade zu halten" hilft bekanntlich nur auf Secunden, also schliesslich gar nichts!

d) Der Turnunterricht werde bei Knaben nicht zur militärischen Vorschule, lasse ihnen mehr Freiheit durch grössere Auswahl der Bewegungen und Uebungen. Bei Mädchen sollen die Uebungen an den Geräthschaften, ausgenommen für vom Arzte zu überwachende orthopädische Zwecke, nach dem 10. Lebensjahre aufhören, da sie von da an kaum noch anständig und manchmal schädlich sind.

e) Die Ueberbürdung der Schüler von Seiten der Schulaufgaben werde auch von den Eltern verhütet, indem zu Privatunterricht neben der Schule nur wirkliche Talente (in Musik, Realschüler in alten Sprachen, Gymnasiasten in Mathematik) angehalten, die Schulkinder aber von den den Magen und so auch die Lernlust verderbenden Naschwaaren, den Besuchen der Zuckerbäckereien und von den eine Pest der neuen Zeit ausmachenden höheren Kindergesellschaften und Kinderbällen, vom Spätaufbleiben überhaupt abgehalten werden.

Discussion.

Herr Baginsky: M. H., als Mitglied der Commission, welche diese Sache zu berathen hatte, bin ich ja vollständig einverstanden mit allem dem, was Herr Professor Hennig Ihnen vorgetragen hat. Ich habe nur ein Bedenken in der commissarischen Verhandlung geltend machen zu müssen geglaubt, nämlich gegen die von Herrn Hennig vorgeschlagenen Stirnreifen. Die Sache liegt einfach folgendermaassen: Man kann weder durch Geradhalter noch durch den Stirnreifen, noch durch irgendeine Vorrichtung mechanischer Art ein Kind zum Geradehalten animiren, wenn nicht die Sessel so eingerichtet sind, dass die gerade Haltung überhaupt möglich ist. Der Kernpunkt der Frage liegt also nicht darin, dass man den Kindern den Geradhalter giebt, sondern, dass zunächst die Subsellien so gestaltet sind, wie es dem betreffenden Alter, der Grösse der Kinder angemessen ist. Ich will ja natürlich nicht auf die soviel ventilirte Subsellien-Frage eingehen, aber das steht doch fest, dass mit dem Geradhalter absolut nichts ausgerichtet werden kann. Im Gegentheil, die Haltung wird in dem Maasse, als man Geradhalter anwendet, immer schlechter. Hat aber ein Kind ein wirklich gutes, passendes Subsellium, ist zu gleicher Zeit die Ernährung eines Kindes eine günstige, und ist der Unterricht ein solcher, wie er sein muss, d. h. nicht zu langweilig, so wird das Kind seine gerade Haltung bewahren. Gegen diesen einen Punkt möchte ich mich also doch aussprechen.

Herr Steinthal: Als Vorsitzender des medicinischen pädagogischen Vereins wollte ich mir bloss die Frage erlauben, ob diese Verhandlungen irgendwie veröffentlicht werden?

Vorsitzender: Sie werden in den Veröffentlichungen der Gesellschaft wörtlich abgedruckt.

Herr Thilenius: Ich möchte mir erlauben, Ihre Aufmerksamkeit auf den Turnunterricht zu lenken. Der geehrte Herr Referent hat, wenn ich recht gehört habe, die These aufgestellt, man möge in den Schulen das militärische Element aus dem Turnunterricht mehr entfernen. Ich wollte ihn deshalb bitten, uns eine etwas nähere Darlegung seiner Gründe zu dieser These anzugeben. Ich gestehe offen, ich hatte gerade gedacht, vielleicht noch in dieser Session im Reichstage einen entgegengesetzten Antrag einzubringen, der dahin ging, nach Möglichkeit in den Schulen das militärische Turnen zu fördern und überhaupt dem Turnen von Reichswegen auch in der Weise unsere Aufmerksamkeit zu schenken, dass etwa durch Prämien oder dergleichen das militärische Turnen auch bei Erwachsenen, namentlich bei Fortbildungsschülern und überhaupt bei Leuten in den Altersclassen von 14—17, 18 Jahren mehr gefördert würde. M. H., wir sind im Begriff, eine ganz gewaltige Last auf unser Volk nehmen zu müssen, und sind leider durchaus nicht in der Lage, diejenigen wirthschaftlichen Compensationen zu erlangen, die wir unter allen Umständen von der Zukunft wenigstens fordern müssen. Meines Erachtens ist gerade die turnerische Vorbildung, die schon mehr an das militärische Turnen sich anschliesst, eins derjenigen Mittel, die es uns vielleicht in Zukunft gönnen werden, diese wirthschaftlichen Erleichterungen für das Volk zu erreichen. Es würde mir desshalb von ausserordentlichem Werthe sein, gerade die Gründe zu erörtern, warum ein so erfahrener Mann in der Kinderheilkunde, wie der geehrte Herr Referent, das militärische Turnen aus den Schulen verbannt wissen wollte.

Herr Hennig: Ich spreche in diesem Punkt hauptsächlich im Sinne eines anderen Mitgliedes der Commission, das leider durch Krankheit heute verhindert ist, des Collegen Löwe. Er hat die Sache so formulirt, dass es nicht so exclusiv militärisch hergehen sollte bei den Vorübungen im Turnunterricht für Knaben. Ich selbst bin der Meinung, dass etwas militärisches garnichts schadet, sogar viel nützt, dass aber die für die allgemeine Ausbildung des Körpers bestimmten Uebungen nicht so beschränkt werden sollten, wie es jetzt geschieht. Wahrscheinlich spricht College Löwe mehr in Rücksicht auf die Erfahrung, die er hier gemacht hat. Ich kann sagen, dass ich in Leipzig nicht ein so exclusives militärisches Turnen bei Knaben gefunden habe, und habe mich allerdings mehr auf den Schwerpunkt verlegt, welchen der zweite Punkt enthält, das Unanständige des Geräthturnens bei erwachsenen Mädchen. Das würde ich für mich in Anspruch nehmen.

Herr Baginsky: Ich kann nur hervorheben, dass ich mit dem Collegen Löwe Rücksprache genommen habe, und dass der Punkt eigentlich mehr aus psychologischen Gründen von ihm hervorgehoben worden ist. Er möchte nicht, dass die Fröhlichkeit und Freude des Turnens, welche bei Knaben durch die freie Bewegung hervorgerufen wird, in militärische Schranken gebannt werde; er meinte, es ginge dadurch sehr viel Jugendmuth verloren, so dass man wenig Nutzen, aber ziemlich viel Schaden von einem solchen Verfahren habe. Das waren die Motive, wesshalb wir diesen Satz hineingebracht haben.

Herr Goldschmidt: Ich möchte mir die Frage erlauben, welcher Unterschied zwischen militärischem Turnen und dem andern Turnen besteht, sobald man von dem Exerziren, von dem Turnen mit dem Gewehr absieht. Ich bin längere Zeit Militärarzt gewesen und habe den Freiübungen der Soldaten beigewohnt. Ich muss gestehen, dass da ein principieller Unterschied zwischen den andern Freiübungen und zwischen denen beim Militär überhaupt nicht existirt.

Herr Thilenius: Ich muss sagen, dass, wenn mein verehrter Freund Löwe bloss diesen psychologischen, ich möchte sagen, ästhetischen Grund hatte, um gegen das militärische Turnen in den Schulen sich auszusprechen, ich doch glauben muss, er hat die Art, wie das hier in Berlin z. B. getrieben wird, nicht so genau sich angesehen. Es ist ja richtig, wenn man die Kinder ganz steif in die militärische Form hineinzwängen will, so würde das ja allerdings geisttödtend wirken müssen. Das ist aber durchaus nicht der Fall. Es ist gerade hier in Berlin von meinem verehrten Freund Euler, der an der Spitze des Berliner Turnwesens steht, wenigstens des officiellen, ganz besonders immer darauf gehalten, das Turnen möglichst in seiner ästhetischen Richtung auszubeuten, und er ist es gewesen, der diese straffen Bewegungen verbunden hat mit den sogenannten Gesangsweisen, und das m. H. ist ein ausserordentlich erheiterndes, anregendes Moment. Denken Sie sich z. B. die Kinder machen irgendeine Uebung und singen dabei: Der Hauptmann er lebe u. s. w. Ich frage Sie: stumpft das ab oder erheitert das das Gemüth? Wenn der Grund, der gegen das militärische Turnen vorgebracht ist, ein thatsächlicher wäre, würde er ja sehr schwerwiegend sein, aber soweit ich die Verhältnisse kenne, ist der Grund hier in der That nicht durchgreifend. Ich möchte also sehr bitten, dass man diese Thesen doch etwas modificire, denn was von einer so ansehnlichen Versammlung wie diese in die Welt geht, das macht Eindruck. Ich bin im Augenblicke gerade noch nicht in der Lage irgendeine Fassung vorzuschlagen. Es wird leicht gelingen, wenn man etwa sagt „ausschliesslich militärisch“ oder, dass das militärische Turnen so getrieben werden sollte, dass das Gemüth auch seinen Antheil dabei bekommt. Also gegen die nackte Aufstellung dieser These, wie sie vorliegt, möchte ich mich doch aussprechen.

Vorsitzender: M. H., ich dächte, der Zweck unserer heutigen Berathung wäre nur der, die Resolution zur Kenntniss der Gesellschaft zu bringen, besondere Erfahrungen, die von Mitgliedern in dieser Beziehung gemacht sind, hier anzuführen und schliesslich sich damit zu begnügen, dass die Gesellschaft dankend von der Arbeit und den Ansichten der Commission Kenntniss genommen hat und durch ihre Verhandlungen dieselben auch anderen Kreisen mittheilen wird. Sonst würde ich z. B. das lebhafteste Bedenken tragen in einer hygienischen Versammlung eine reine Schulmännerthese voranzustellen. Wie gesagt, das geht viel zu weit. Also nur in obigem Sinne glaube ich die Discussion weiter leiten zu sollen.

Herr Hennig: Ich werde Sie gewiss nicht zu lange mit Specialien behelligen. Ich wollte nur erwähnen, die These „d" lautet: Der Turnunterricht werde bei Knaben nicht zur militärischen Vorschule." Wenn ich das Wort „einseitigen" hinzufüge, würde es den Collegen vielleicht mehr entsprechen. In Sachsen habe ich beobachtet, dass jetzt das militärische Vorüben der Knaben fast nur mit dem Gewehr ausgeführt wird. Wir hatten, als ich Knabe war, z. B. auch Florett- und anderes Fechten: diese Vielseitigkeit bildet gewiss mehr die körperliche Gewandheit, als das blosse Ueben mit dem Gewehr. Was nun die Reihenfolge der Punkte betrifft, so könnte allerdings ein anderer Punkt vorangestellt werden. Die Commission hat aber diesen Punkt vorangestellt, weil sie ihn als den ersten in Bezug auf die Gymnasien und Realschulen betrachtet, weil ihr erster Zweck, wie sich das als rother Faden durch das ganze hindurchzieht, dahin ging, die Schüler von dem Zuviel des Lernens zu entlasten, und das ist eben nur möglich, wenn die Realschulen nicht zugleich alle Gymnasialfächer treiben und die Gymnasien nicht zugleich Realschulen sein wollen.

Herr Thilenius: Unter den von dem Herrn Vorsitzenden gegebenen Modalitäten ist es ja überhaupt nicht nöthig, einen etwaigen directen Widerspruch gegen einzelne Thesen zu erheben. Ich möchte mir nur erlauben, auf etwas aufmerksam zu machen, was in den Thesen nicht berührt worden ist, nämlich die Frage der Einwirkung der verschiedenen Heizsysteme in den Schulen. Ich habe speciell in dieser Beziehung hier in Berlin an meinem eigenen Kinde leider sehr unliebsame Erfahrungen gemacht und wollte nur bitten, dass die Commission, deren Mitglieder doch theilweise hier in Berlin wohnen, bis zu unserer nächsten Zusammenkunft diesem Thema eine besondere Aufmerksamkeit widmen möchte. Es handelt sich nämlich um die grosse Frage der Luft- und Wasserheizung. Es scheint, dass man in neuerer Zeit auf das System der Warmwasserheizung ausschliesslich eingehen will; aber es bestehen noch sehr viel Oefen nach der alten Luftheizung. Man hat geglaubt, dieselben dadurch verbessern zu können, dass man durch siebförmige Apparate feine Wasserstrahlen in den erwärmten Luftstrom hineintreten lässt, und hat gemeint, dadurch die nöthige Feuchtigkeit herstellen zu können. Ich kann aus einer Schule aber aus der persönlich gemachten Erfahrung berichten, dass diese Hilfe absolut nicht nachhaltig gewesen ist. Es treten unangenehme, ich möchte geradezu sagen, intoxikatorische Erscheinungen nach wie vor ein, und ich glaube, die Commission würde sich durch Beobachtungen in dieser Richtung sehr viel Dank erwerben. Ich möchte jetzt, da der Gegenstand in den Vorschlägen der Commission nicht berührt ist, nicht weiter darauf eingehen.

Herr Hennig: Ich würde auch die Behandlung dieses Punktes von Seiten der Commission für empfehlenswerth halten.

Vorsitzender: Der Antrag Thilenius lautet: „Die Gesellschaft fordert die Schulhygiene-Commission auf, ihre Arbeiten zunächst noch nicht einzustellen, sondern unter anderen ihr zweckmässig erscheinenden Fragen auch die der Wirkung der Heizvorrichtungen in den Schullocalen in's Auge zu fassen.

Der Antrag wird angenommen.

Herr Nötzel: Ich möchte mir die Anfrage erlauben, ob es von unserer Gesellschaft beabsichtigt wird, bei der nächsten Versammlung diese Thesen zur Grundlage irgendwelcher Discussion zu machen. Es ist mir das zweifelhaft nach dem, was ich von dem Herrn Vorsitzenden gehört habe.

Vorsitzender: Wenn die Commission noch weiter arbeitet, noch weitere Themata in den Bereich ihrer Untersuchung zieht, so würde es ihr jederzeit unbenommen bleiben, zu einem bestimmten Antrage zu kommen und bestimmte Thesen zur Discussion zu stellen. Das ist nach dem Vortrag des Herrn Referenten vom heutigen Tage nicht geschehen, und diese Thesen würden sich auch jedenfalls viel zweckmässiger und kürzer berathen lassen, weil sie vor Beginn der Verhandlungen den Gesellschaftsmitgliedern gedruckt zugestellt würden; denn Sie begreifen, dass bei einer so enorm wichtigen Frage die Vorbereitung der Gesellschaft, ohne auch nur eine Idee von der Fassung der einzelnen Thesen zu haben, eine ganz ungenügende ist, um in die Debatte einzutreten. Ich denke aber, wir überlassen das der Commission und bitten dieselbe, ihr Interesse auch weiter dem Gegenstande in der Weise zu schenken, dass vielleicht über kurz oder lang die Gesellschaft einmal in der Lage sein wird, eine bestimmte Resolution zu fassen, was heute noch nicht möglich ist.

Herr Nötzel: Die Sache ist damit ganz erledigt. Ich glaube aber, dass sich sonst doch gegen viele von den Thesen aus der Versammlung Widerspruch erhoben haben würde, da ich nicht glaube vereinzelt dazustehen. Ich meine, die Commission nimmt zu viel Antheil für die Schule in Anspruch; sie spricht wenigstens nicht aus, dass das Haus, wo keine Ueberwachung von Seiten der Lehrer und oft genug auch keine von Seiten der Eltern stattfindet, mit die Hauptursache dieser schädlichen Einflüsse ist.

Herr Steinthal: Diesem letzten Ausspruch kann ich aus vielfacher Erfahrung und aus den Resultaten unserer Verhandlungen mich nur vollkommen anschliessen. Die Vermittelung zwischen Schule und Haus ist ein hochwichtiges Thema in der ganzen medicinischen Pädagogik, und ich möchte die Schulhygiene-Commission recht angelegentlich bitten, auch dies demnächst auf ihre Tagesordnung zu setzen.

Vorsitzender: Den Resolutionen wird also vorläufig durch den Abdruck in den Verhandlungen weitere Verbreitung gegeben werden und dem Antrag Thilenius entsprechend die Schulhygiene-Commission aufgefordert werden, ihre Arbeit fortzusetzen, um eventuell in späterer Zeit bestimmte Thesen zur Berathung und Beschlussfassung der Gesellschaft vorlegen zu können.

(Die Gesellschaft stimmt dem zu.)

Herr **Adolf Baginsky** - Berlin:

Ueber Pneumonie im Kindesalter.

M. H. Wenn ich für einige Augenblicke um Ihre Aufmerksamkeit bitte, in der Absicht ein so viel abgehandeltes Thema, wie die Pneumonie der Kinder, zum Gegenstand des Vortrages zu machen, so hebe ich vorweg hervor, dass ich mich damit bescheiden werde nur diejenigen Punkte anzuführen, aus welchen sich ein gewisser Gegensatz im Verhalten der Pneumonie der Kinder gegenüber demjenigen der Erwachsenen ergiebt.

Auch über diese werde ich mich möglichst kurz fassen, und gleichsam nur die Contouren des Gegenstandes zeichnen, — die eigentliche Ausführung auf meine späteren Publicationen aufsparend.

Seitdem Jörg die Atelektasis pulmonum der Neugeborenen von den entzündlichen Erkrankungen der Lunge geschieden hatte und seitdem Seiffert, Rilliet und Barthez in ausführlicher Darstellung für die Trennung der katarrhalischen Pneumonie und croupösen Pneumonie eingetreten sind, ist die Discussion über die Verschiedenheit dieser beiden letzterwähnten Erkrankungsformen nicht von der Tagesordnung verschwunden.

Erst kürzlich hat **Rautenberg** versucht vom pathologisch-anatomischen Standpunkte aus den Nachweis zu führen, dass zwischen der katarrhalischen und der croupösen Pneumonie ein Unterschied nur in der Art der Verbreitung über das Lungengewebe bestehe, dass die Krankheiten aber im Uebrigen identisch seien. Wenn ich nun nach dieser Richtung hin zunächst Stellung nehmen möchte, so will ich hervorheben, dass ich aus dem Beobachtungsmaterial von 255 Pneumonien, welches mir in diesem Augenblicke vorliegt, den Schluss ziehen kann, dass man allerdings die croupöse Pneumonie von der katarrhalischen in einer gewissen Reihe von Fällen mathematisch sicher unterscheiden kann. Ich habe unter 255 Fällen 60 Fälle von reiner croupösen Pneumonie beobachtet und behandelt und es ist ganz zweifelsohne, dass das eine Krankheit sui generis ist. Ebenso giebt es eine Form der katarrhalischen Pneumonie welche sich in ihrem ganzen Verlauf und Wesen von der croupösen Pneumonie unterscheidet. 162 der von mir beobachteten Fälle gehören in diese Gruppe.

Aber man muss auch auf der anderen Seite zugestehen, dass Fälle vorkommen, wo kein Kliniker und vielleicht auch kaum der pathologische Anatom im Stande ist, die Krankheit als eine katarrhalische oder eine croupöse zu bezeichnen; sind diese Formen auch nicht wahre Mischformen der croupösen und katarrhalischen Entzündung, so ist man doch namentlich am Krankenbette nicht im Stande anzugeben, zu welcher der beiden Gruppen man die Krankheit zählen möchte. Ich will zugestehen, dass die letzte Gruppe verhältnissmässig beschränkt ist. Von meinen Fällen kann ich 33 hierher rechnen.

Um nun die 3 Gruppen zunächst genauer zu definiren, kann man in aller Kürze folgende Charakteristik festhalten.

1. Die croupöse Pneumonie befällt zumeist ursprünglich gesunde, kräftige Kinder. Sie setzt unter Convulsionen, oder Erbrechen, oder Schüttelfrost oder Hitze urplötzlich ein. Die Temperatur steigt rapide an, erhält sich während der Dauer

der Krankheit nahezu auf gleicher Höhe. Seitenstiche, Husten, Athembeschwerden sind die regelmässigen Symptome Seitens des Respirationsorganes. Die Krankheit entscheidet sich zumeist kritisch mit rapidem Temperaturabfall. — Die Krankheit befällt gewöhnlich einen grossen Theil einer Lunge, häufig einen ganzen Lungenlappen. Sie giebt zumeist eine gute Prognose.

2. Die katarrhalische Pneumonie ist in der Mehrzahl der Fälle eine secundäre Krankheit, d. h. sie schliesst sich an eine voraufgegangene Krankheit, Bronchialkatarrh, Tussis convulsiva, Morbillen etc. an. Sie befällt zumeist zarte, heruntergekommene Kinder und entwickelt sich langsam. In der Mehrzahl der Fälle nimmt der Erkrankungsheerd einen kleinen Raum ein, selten einen ganzen Lungenlappen. Die Krankheit ist von längerer Dauer, erschöpft durch das anhaltende oft nur mässig hohe Fieber die Kräfte der Kranken, und wird dadurch prognostisch für das Kindesalter gefährlich. Nicht selten geht die Krankheit in käsige Processe über.

3. Die gemischten Formen setzen in der Regel acut ein und gleichen im Anfange also den croupösen Erkrankungsformen. Im weiteren Fortgange unterscheiden sie sich aber wesentlich von denselben; es kommt nicht zur Krise, sondern es gesellen sich unter andauerndem mässigem Fieber die Erscheinungen der lobulären Infiltration zu denen der ursprünglich lobären hinzu. Dem entsprechend verschlimmert sich auch die Prognose mit jedem Tage.

Meine Absicht ist es heut vorzugsweise von der croupösen Pneumonie zu handeln, und es sind speciell 3 Punkte, welche bei der Behandlung der croupösen Pneumonie für den Praktiker von Bedeutung sind: 1. der Puls, 2. die Respiration und 3. die Temperatur.

M. H. Der Puls hat im kindlichen Alter nicht die Bedeutung wie beim Erwachsenen. Kinder haben mitunter bei leichten Affectionen recht hohe Pulszahlen, ohne dass man im Stande ist, daraus prognostisch einen Schluss zu ziehen. Wir müssen sagen, dass selbst unter ganz normalen Verhältnissen hohe Pulszahlen im kindlichen Alter beobachtet werden, ohne dass man ihnen eine erhebliche Bedeutung beimessen kann. Die Pulszahl erhält erst eine Bedeutung in Verbindung mit den übrigen Fiebersymptomen. Lange Dauer beträchtlicher Steigerung der Pulszahl, in Verbindung mit hoher Fiebertemperatur und hoher Respirationsfrequenz wird man prognostisch wohl in Anschlag zu bringen haben. Wichtig ist ferner für die Beurtheilung des Falles plötzliche Unregelmässigkeit des Pulses, weil dieselbe auf drohende Störungen seitens des Centralnervensystems hinweist. Giebt es doch eine der croupösen Pneumonie zuzuzählende Erkrankungsform, welche mit schweren cerebralen Störungen einhergeht und von Rilliet und Barthez als cerebrale Pneumonie beschrieben worden ist.

2. Die Respiration. Schon das Eintreten der Pneumonie charakterisirt sich sehr häufig durch ein eigenthümliches und charakteristisches Respirationsphänomen, das ich als stossende Respiration bezeichnen möchte; es wird nämlich der Athem der Kinder rasch eingeholt, darauf tritt auf der Höhe der Inspiration eine kurze Pause ein und endlich erfolgt die Exspiration mit einem eigenthümlichen vernehmlichen Stoss, wodurch der Athem also rasch entfernt wird. Diese stossende Respiration ist ganz charakteristisch für die Pneumonie des kindlichen Alters. Ist dieses Phänomen für die Diagnose der Pneumonie von Bedeutung, so wird die Respirationszahl prognostisch wichtig. In dem Maasse als die Respirationszahl zunimmt, hört diese stossende Form der Respiration auf; die Athmung wird mehr oberflächlich und lässt die Pause auf der Inspirationshöhe vermissen; dem Organismus ist gleichsam keine Zeit gegönnt zu der Pause; und gerade das kann als ein ominöses Zeichen für den weiteren Verlauf der Krankheit gelten. In der Regel lässt sich auch physikalisch eine Ursache der sich so kundgebenden Dyspnoe entweder in der grossen Ausdehnung des pneumonischen Heerdes oder in Complicationen der Krankheit mit Bronchitis oder Pleuritis u. s. w. nachweisen. Wie die Unregelmässigkeit des Pulses, so kann auch diejenige der Athmung prognostisch wichtig sein, und auch hier sind es vorzugsweise cerebrale Störungen, welche man zu berücksichtigen hat.

3. Temperatur. Die Temperaturverhältnisse in der croupösen Pneumonie der Kinder charakterisiren sich im Wesentlichen durch rapides Ansteigen sogleich nach Einsetzen der Krankheit, durch mässige abendliche Steigerungen und durch solchermaassen ziemlich gleichmässige Dauer der hohen Temperaturziffern (oft über 40° C.) bis zum plötzlichen kritischen Abfall (3° C. und mehr) in wenigen Stunden.

Die Beziehungen zwischen Puls, Respiration und Temperatur sind für die Pneumonie des kindlichen Alters von höchster Bedeutung und sie sind es gerade, welche gewisse Eigenartigkeiten im Verlaufe der Kinderpneumonie und gewisse Indicationen für die Therapie vorzeichnen.

Meine Herren! Sie werden ja aus der alltäglichen Erfahrung wissen, dass Kinder oft in die Sprechstunde gebracht werden mit rascher und oberflächlicher Athmung; man hört sogar weithin Schnurren und selbst Rasseln und doch sind die Kinder munter, lachen und scherzen und lassen auf den ersten Blick erkennen, dass keine Gefahr vorhanden ist. Die Respirationszahl kann mitunter bis 80 steigen, ohne dass die Euphorie gestört ist. Auf der andern Seite beobachtet man ebenso häufig Kinder mit sehr hohen Pulszahlen wie oben schon erwähnt worden ist; auch diese sind munter und frei von Gefährdung. Die Basis des Krankheitsbildes wird aber sofort geändert in dem Augenblicke, wenn sich höhere Temperaturziffern zu den genannten Symptomen des Pulses und der Respiration hinzugesellen, wenn die Kinder also anfangen zu fiebern. Wenn dasselbe Kind, welches vorher noch mit einem chronischen oder subacuten Bronchialkatarrhe ganz heiter gewesen ist, plötzlich zu fiebern anfängt, so erkennt man auf der Stelle, dass die Krankheit anfängt gefährlich zu werden. Dieser Umstand ist ganz besonders in der jüngsten Zeit von Jürgensen betont worden. Jürgensen kommt darauf hinaus, dass das Maassgebende und Wesentliche bei der Pneumonie die Temperatur sei und dass in letzter Linie die Pneumonie factisch dadurch zum Tode führt, dass auf dem Wege des Fiebers eine Insufficienz des Herzens eingeleitet wurde.

Meine Herren! Wenn dies allgemein ausgesprochen wird,

ist es trotz der hohen Bedeutung, welche jeder Praktiker dem Fieber beimessen muss, anfechtbar und gerade vom pädiatrischen Standpunkte aus. Ich stelle dieser These von Jürgensen die These gegenüber: Wenn in der Pneumonie der Erwachsenen Insufficienz des Herzens den Tod herbeiführt, führt beim Kinde die Insufficienz der Respiratoren zum lethalen Ausgange. Die Untersuchungen von Beneke über das Wachsthum haben zwischen Kind und Erwachsenen gewisse Unterschiede zu Tage gefördert, welche die von mir soeben angedeutete Differenz wohl begründen und erklären. Herr Beneke hat den Nachweis geführt, dass in dem Maasse, als das Wachsthum des kindlichen Körpers fortschreitet, sich das Verhältniss von Herz zu Arterien ganz wesentlich umgestaltet, dass sich im ersten Kindesalter das Volumen des Herzens zu der Weite der Aorta ascendens verhält wie 25 : 20, vor dem Eintritt der Pubertät wie 140 : 50, nach Vollendung der Pubertät wie 290 : 61. Das Herz des Kindes hat auf 100 Ctm. Körperlänge berechnet, ein Volumen von 40—50 Ctm., das Herz des entwickelten Körpers von 150—190 Ctm. und man kann nun daraus den Schluss ziehen, dass im Aortensystem (im grossen Kreislauf) des Kindes ein wesentlich geringerer Druck vorhanden ist, als in demjenigen des Erwachsenen. Umgekehrt liegen die Verhältnisse im kleinen Kreislauf, das Kind hat nämlich eine relativ weite Arteria pulmonalis und eine relativ enge Aorta ascendens, während beide grossen Gefässe nach Vollendung der Körperentwicklung fast den gleichen Umfang erreichen. Am Schlusse des ersten Lebensjahres stehen die Umfänge der Pulmonalis und Aorta auf je 100 Ctm. Körperlänge berechnet annähernd in einem Verhältniss von 46 : 40 bei vollendeter Entwicklung von 35,9 : 36,2 und im höheren Alter in einem solchen von 38,2 : 40,4 und daraus folgt wiederum umgekehrt, dass im kleinen Kreislauf des Kindes ein wesentlich höherer Druck vorhanden ist, als in demjenigen der Erwachsenen.

Also, wenn ich mich so ausdrücken soll: der Circulationstypus ist beim Kinde gerade umgekehrt, wie derjenige beim Erwachsenen. Welchen Einfluss hat das auf den Verlauf einer

Pneumonie? Die wesentlichen Punkte, die Herr Jürgensen gerade für die Pneumonie hervorhebt, sind zunächst die, dass die pneumonische Exsudation eine Vermehrung der Widerstände im kleinen Kreislauf und damit eine höhere Arbeitsforderung an den rechten Ventrikel herbeiführt. Ich will hierbei nur auf dasjenige verweisen, was Lichtheim nachgewiesen hat, nämlich dass das allerdings nicht so schlimm sei, sondern dass man einen grossen Theil der Lunge aus dem Kreislauf ausschliessen kann, ohne den Druck im pulmonalen System sehr zu steigern. — Jürgensen's zweiter Satz war der, dass die durch das pneumonische Exsudat herbeigeführte Verkleinerung der Oberfläche, mit welcher Blut und Luft einander in der Lunge berühren eine Mehrleistung der Triebkräfte für Blut und Lunge bedingen, sobald ein ausgiebiger Gaswechsel stattfinden soll. —

Meine Herren! Aus diesen beiden Sätzen folgt, dass unter der Wirkung des pneumonischen Exsudates im Aortensystem der Blutdruck abnimmt, während er in dem Lungenkreislauf zunimmt, in dem Maasse, als die Infiltration der Lunge zunimmt; und man kann ja nicht leugnen, dass für das Kind sowohl als für den Erwachsenen diese mechanischen Verhältnisse dieselben sind. — Aber welchen verschiedenen Einfluss übt die Sache bei Beiden? Es wird beim Erwachsenen gerade dasjenige herbeigeführt, was, wenn ich so sagen soll, in einem gewissen Gegensatz zu seinen anatomischen Anlagen steht, was seinen Circulationstypus ändert, während es sich beim Kinde nur darum handelt, dass, wenngleich eine grössere Aufgabe dem rechten Herzen desselben zufällt, dasselbe vermöge des stärkeren Volumens auch anatomisch darauf eingerichtet ist; der rechte Herzmuskel des Kindes vermag mehr zu leisten, als derjenige des Erwachsenen.

Wenn man diesen einen Gesichtspunkt im Auge behält, so erkennt man, dass bei dem Erwachsenen 3 Dinge im Verlaufe der Pneumonie schwerer ins Gewicht fallen, 1) der soeben hervorgehobene, abnorme Circulationstypus, 2) die Steigerung der Herzcontraction in der Zeiteinheit und 3) die durch das Fieber hervorgerufene Läsion des rechten Herzmuskels selbst. Von diesen 3 Factoren fällt der erste und allerwichtigste beim kindlichen Alter aus; demnach ist das kindliche Alter in Bezug auf das Herz durchaus nicht so schlimm daran wie der Erwachsene und die Gefahr einer Herzinsufficienz für das Kind lange nicht so gross, wie für die Erwachsenen. —

Umgekehrt liegen die Verhältnisse in Bezug auf die Respiration. Zunächst wissen wir, dass das Kind schon unter normalen Verhältnissen einen lebhaften Gaswechsel hat. Es braucht mehr Sauerstoff und athmet mehr Kohlensäure aus als der Erwachsene; dabei sind ja beim Kinde die Respirationsmuskeln unbedeutend entwickelt. Schliesslich wird, was allerdings wiederum den Muskeln zur Last fällt, in demselben Maasse, als die pneumonische Infiltration der Lunge zunimmt, die auf den Blutstrom wirkende Saugkraft der Lunge gemindert, der Ausfall kann nur durch vermehrte Anstrengung der Respirationsmuskeln wieder ausgeglichen werden. Nach allen diesen soeben gekennzeichneten Richtungen ist aber der Erwachsene viel besser daran, als das Kind; er braucht nicht soviel Sauerstoff, wie das Kind, er exspirirt nicht soviel Kohlensäure und hat überdies eine beträchtlich entwickelte Musculatur, die nicht leicht erlahmt. Er ist also im Stande, durch die erhebliche Muskelkraft, welche ihm zur Verfügung steht, respiratorische Widerstände leichter zu überwinden.

Alles in Allem können wir also in Bezug auf die Pneumonie sagen: dasjenige, was das Kind bei der Circulation gleichsam erspart, setzt es bei der Respiration wieder zu.

Alles was ich bis zu diesem Augenblicke mittgetheilt habe, erscheint Ihnen vielleicht als theoretische Betrachtung, für die Praxis und speciell für die Therapie bedeutungslos, und doch ist dem nicht so, vielmehr glaube ich Ihnen mit wenigen Andeutungen die therapeutische Tragweite der eben gegebenen Ausführungen skizziren zu können.

Vorweg will ich versichern, dass ich schon, bevor mir Beneke's Untersuchungen bekannt waren, aus der alltäglichen Erfahrung der Praxis heraus zu der Anschauung geführt wurde, dass das kindliche Alter sich in der croupösen Pneumonie anders verhält, als die Erwachsenen. Schon die überaus günstige Prognose, welche die uncomplicirte Pneumonie giebt, leitete mich zu der Annahme, dass für den kindlichen Organismus der Pneumonie gegenüber eigenthümliche Beziehungen vorhanden sein müssen, andere als bei Erwachsenen; insbesondere war aber die Seltenheit des Auftretens von acutem Lungenödem dazu geeignet die Aufmerksamkeit auf die Unterschiede in den Circulationsverhältnissen des kleinen Kreislaufs hinzulenken. Jürgensen's hohes Verdienst ist es aber Klarheit in die Frage hineingetragen zu haben, und nach Beneke's Untersuchungen war es nicht schwer, den Schlüssel des Ganzen zu finden.

Die Therapie hat sich, wie Jürgensen sehr richtig hervorhebt, zunächst der Bekämpfung des Fiebers zuzuwenden; denn mit dem Eintritt des Fiebers sahen wir die eigentliche Gefahr erst entstehen.

Jürgensen hat sich, wie bekannt, mit der energischen Anwendung kalter Bäder gegen das Fieber gewandt und er hat sich nicht gescheut, mit dem Badewasser bis zu 6° R. herabzugehen. Nach meiner Auffassung ist es zu verwundern, dass die Widerstandsfähigkeit der kleinen Patienten gross genug war den Eingriff auszuhalten.

Das Erste, was durch das so stark abgekühlte Bad erreicht wird, ist doch, dass die kleinen Arterien sich contrahiren und dass nunmehr eine Drucksteigerung in dem Aortensystem auftritt, welche für den kindlichen Organismus eine neue und nicht unbedeutende Aufgabe schafft. Man bringt das Kind, wenn ich den oben gebrauchten Terminus wiederholen darf, in einen erschwerten Circulationstypus hinein, indem man für den verhältnissmässig schwach entwickelten linken Herzmuskel einen Widerstand schafft, der von Natur nicht vorhanden ist. Daraus erklärt sich das, was die alltägliche Praxis beobachten liess, nämlich, dass Kinder das kalte Bad nicht vertragen. Es nützt auch nichts durch Reizmittel, wie Wein, Kaffee, den Herzimpuls steigern zu wollen. Das linke Herz der Kinder ist für erhebliche Widerstände in der ganzen Anlange noch nicht eingerichtet und man erreicht mit dem kalten Bade und

Reizmitteln gerade dasjenige, was zu verhindern in der Pneumonie die Aufgabe des Arztes ist, — eine Lähmung des Herzmuskels. Vom theoretischen also, wie vom practischen Standpunkte aus, muss ich mich gegen die Anwendung des kalten Bades in der Pneumonie wenden; ja, es leuchtet ein, dass das kalte Bad für das kindliche Alter aus den genannten Gründen in vielen fieberhaften Processen ein gewagtes und auf die Dauer gefährliches Mittel ist. Verhältnissmässig anders wirken natürlich etwas lauwarme Bäder; diese steigern den Druck im Arteriensystem nicht so sehr, sie wirken zugleich etwas abkühlend und dagegen ist also nichts einzuwenden, dass man Bäder von 22° — 25° als antipyretisches Mittel anwendet.

Wir haben oben gesehen, dass der Schwerpunkt der Gefahr für das kindliche Alter von der Respiration her droht, und man muss sich fragen, ob man wohl im Stande ist, der Respiration eines Kindes in irgend einer Weise zu Hülfe zu kommen. Die Aufgabe, eine verdichtete Lunge der Luft wieder zugängig zu machen, wird sich wohl Niemand stellen und wir müssen ja auch sagen, dass häufig die pneumonische Infiltration von selbst wieder schwindet und die Lunge nach Resolution, Expectoration und Resorption der Entzündungsmassen der Luft wieder zugängig wird. Man braucht also häufig gar nichts zu thun, wenigstens nicht für den augenblicklich ins Auge gefassten Zweck. — Hätte man es bei der Pneumonie einzig und allein mit der Hepatisation zu thun, so wäre solchermaassen die Aussicht auf einen erfolgreichen localen Heileingriff geradezu ausgeschlossen. Nun kommt aber in der Umgebung schon hepatisirter Stellen, oder auch zu einer Zeit, bevor die eigentliche Hepatisation eingetreten ist, ein Stadium der Hyperämie und entzündlichen Anschoppung vor, welches sich physikalisch sehr wohl kund giebt und es ist die Frage, ob man in dieser Periode der Affection nicht im Stande ist, therapeutisch energisch wirksam einzugreifen, insbesondere tritt die Frage sehr ernst an den Arzt heran, wenn von einer schon hepatisirten Stelle aus der Process Neigung hat weiterzugreifen und neue Lungentheile zur Verdichtung zu führen. Man erkennt physikalisch diesen Vorgang daran, dass man nicht mehr reines vesiculäres Athmen, indess auch kein lautes bronchiales Athmen an der afficirten Stelle wahrnimmt, vielmehr hört man ein ganz unbestimmtes Athmen, welches höchstens einen wie aus der Ferne klingenden, leichten, bronchialen Hauch hat; zuweilen hört man auch, aber nicht häufig einzelne Rasselgeräusche. Der Percussionsschall ist tympanitisch und etwas matter als normal. Bei diesem Zustande glaube ich nun durch eine zeitgemässe Blutentziehung allerdings hülfreich eingreifen zu können. Es ist soweit gekommen, dass man sich entschuldigen muss, wenn man einem Kinde oder einem Erwachsenen eine Blutentziehung bei der Pneumonie machen will, doch ist es durchaus kein Wagniss, einem Kinde unter den genannten Verhältnissen und bei Ausschluss von contraindicirenden Zuständen, wie Anämie, Rachitis, Scrophulose etc. einige Schröpfköpfe zu setzen, natürlich in Zahl dem Alter angemessen.

M. H. Ich hebe hier nochmals hervor, dass ich von der croupösen Pneumonie handle, bei der katarrhalischen Pneumonie liegen die Verhältnisse deshalb anders, weil man es von vornherein zumeist nicht mit intacten Individuen zu thun hat, vielmehr sind die Kinder in der Regel schon durch eine andere Krankheit heruntergebracht.

Von meinen 60 croupösen Kindern sind 4 verloren gegangen, die nicht geschröpft waren, 1 Fall war mit Morbillen complicirt, ein Kind starb an einem intercurrenten Brechdurchfall; eins war von phthisischen Eltern und eins ist mir moribund zugekommen. Man kann also nicht sagen, dass die Kinder in Folge der Blutentziehung zu Grunde gegangen sind. — Man könnte sich fragen: kann man nicht unter den geschilderten Verhältnissen durch Application von Eisblasen etwas ausrichten? Das kann man allerdings zuweilen. Ich habe selbst einige solche Fälle gesehen, wo ich aus Furcht vor Blutentleerungen zur Application von Eisblasen überging. Der Eingriff ist leidlich vertragen worden. Im Allgemeinen werden indess Eisblasen von Kindern schlecht vertragen, die Kinder scheuen die Kälte und man kann auch schwer das

Durchnässen der Kleidung bei Kindern verhindern, selbst wenn man noch so aufmerksam die Anwendung der Eisblasen überwacht.

Wie verhält es sich weiter mit der Anwendung von Hautreizen? Wir wissen aus den Untersuchungen von Betzold, Heidenhain u. A., dass Hautreize wesentlich dazu beitragen, im Aortensystem einen erhöhten Druck herbeizuführen und man könnte fragen, ob Hautreize unter solchen Verhältnissen bei Kindern nicht verwerflich sind? Bezüglich der Wirkung der Hautreize sind die Verhältnisse im Organismus äusserst complicirter Art und noch nicht klargestellt. Die Hautreize wirken in gewisser Beziehung doppelt auf das Gefässsystem. Sie wirken gewiss auf das gesammte Gefässsystem dahin, dass sie den Druck im Aortensystem steigern, indess wirken sie entschieden auch local, indem sie an der applicirten Stelle in der Tiefe reflectorisch eine Contraction der kleinen Gefässe hervorrufen. Therapeutisch wirken sie, wie die Praxis lehrt, schmerzmildernd, vielleicht mittelst des letztgenannten Effects, der die sensiblen Nervenenden beeinflusst. Nun muss man sich klar machen, dass z. B. Seitenstiche gerade so gut den Aortendruck steigern, wie ein künstlich an der Peripherie erregter Schmerz. Es steht also die Frage dahin, ob man glaubt, dass der Effect des die Pneumonie begleitenden entzündlichen Schmerzes das Gefässsystem mehr beeinflusst, als der durch Hautreize künstlich hervorgerufene, oder nicht.

Die Untersuchungen über den ganzen Vorgang sind noch nicht abgeschlossen und ich erlaube mir kein Urtheil darüber, ob man dazu berechtigt ist anzunehmen, dass der locale Hautreiz durch Reflexwirkung auf die kleinen Gefässe in der Tiefe antiphlogistisch wirkt; jedenfalls ist aber die Hauptwirkung der Hautreize eine direct schmerzstillende, was für die Aufbesserung der Respiration in der Pneumonie von hohem Werth ist. Man wird sich also im Grossen und Ganzen der Hautreize nicht völlig entschlagen können.

M. H. Ich habe Ihnen in kurzen skizzenhaften Zügen diejenigen pathologischen und therapeutischen Anschauungen entwickelt, welche sich auf die bedeutungsvollen Untersuchungen von Beneke begründen lassen. Sie mögen erkennen, wie erheblich sich das Kind durch den anatomischen und physiologischen Charakter seines Organismus von dem Erwachsenen unterscheidet, und ich hege keinen Zweifel, dass wie für die croupöse Pneumonie sich auch für eine Reihe anderer entzündlicher Krankheiten ähnliche Ergebnisse gestalten lassen. Gewiss muss man sich davor hüten, sich von theoretischer Deduction allein leiten zu lassen und muss speciell in der Therapie auf dem practischen Boden der Beobachtung bleiben. Ich habe versucht Beides zu thun und bitte Sie Sich über die weiteren Ausführungen dessen, was ich hier nur andeuten konnte, in meiner demnächst bei Laupp in Tübingen erscheinenden Schrift: „Practische Beiträge zur Kinderheilkunde“ freundlichst zu unterrichten. —

Discussion.

Herr Kormann: Ich muss mich gegen einen Punkt wenden, welchen der Herr Vortragende, wenn ich ihn recht verstanden habe, ausgesprochen hat, nämlich gegen den Ausspruch: Kaltwasserbehandlung schadet bei den Pneumonien. In dieser allgemeinen Fassung kann ich den Ausdruck durchaus nicht gelten lassen. Ich wickele jedes kranke Kind, sobald es eine Temperatur von über 39° hat, in kalte Umschläge ein und zwar mit gutem Erfolge. Ich glaube, der geehrte Herr Vorredner hat sich nur gegen kalte Bäder aussprechen wollen und darin mag ein Unterschied liegen.

Herr Beneke: Ich bin dem Herrn Collegen dankbar für die Anwendung, die er von meinen Untersuchungen schon machen zu können geglaubt hat; aber ich möchte doch bitten, recht vorsichtig in den Schlüssen zu sein, die hieraus construirt werden können; die Sache scheint mir ausserordentlich complicirt in Bezug auf einzelne Vorkommnisse. Einen Punkt haben Sie (zu Herrn Baginsky), glaube ich, aber berührt, der für unsere Gesammtpraxis, nicht allein für die Kinderpraxis, sondern auch für Erwachsene von grosser Bedeutung zu sein scheint. Das ist die Insuffizienz der Thätigkeit des linken Ventrikels. Es ist eine der merkwürdigsten Thatsachen die ich gefunden habe, dass fast sämmtliche Typhuskranke, die ich untersucht habe, sich durch ein sehr enges arterielles System auszeichneten. Nun ist den Practikern bekannt, dass wir Typhen mit gleicher Temperatur, gleichem Verlauf und gleichen übrigen Erscheinungen haben, und der eine Patient stirbt, der andere nicht, obwohl auch die Körperconstitution ganz gleich ist. Wo liegt die Ursache zu der Verschiedenheit dieses Ausgangs? Ich habe eine grössere Typhusepidemie in Wien erlebt und hatte dort Gelegenheit zu zahlreichen Messungen bei 25—30 Typhuskranken. Es stellte sich dabei heraus, dass fast alle Typhuskranke, welche gestorben waren, ein ausnahmsweise enges Gefässsystem hatten, und dasselbe habe ich 1870 in Nancy bei den Soldaten gesehen, die am Typhus zu Grunde gingen. Dort starben sehr viele, und ich habe die Gelegenheit benutzt, bei kräftigen Soldaten zu messen, weil ich hoffte, ein schönes Normalmaass zu finden. Es frappirte mich im hohen Grade, als ich fand, dass die sehr kräftigen, an Typhus gestorbenen Soldaten ein viel engeres Gefässsystem hatten, als es normal hätte sein müssen. Bei einem gesunden Menschen berechnet sich der Aortenumfang auf 37—38 Mm. pro 100 Ctm. Körperlänge; bei diesen sämmtlichen Individuen war der Durchmesser nicht höher wie 30, 31, 34 auf 100, also bedeutend kleiner; ja ich habe Fälle gehabt, wo der Durchmesser nur 28 Mm. (auf 100) war. Nun, das hat mich zu der Ansicht geführt, die auch manche Collegen mit mir getheilt haben, dass diese Individuen vielleicht lediglich in Folge von Insufficienz ihrer linken Herzkammerthätigkeit zu Grunde gehen, also wirklich Herzparalyse die Ursache für den Tod wird. Wenn Herr Baginsky bei Pneumonien eine leichte Blutentziehung empfiehlt, so würde ich keinen Anstand nehmen, auch für Typhuskranke davon Gebrauch zu machen, wenn man diese Insufficienz des Herzens vorher erkennen könnte. Wir sehen gleiche Pneumoniefälle in ziemlich gleichartigen Individuen der Constitution und dem Alter nach, mit gleicher Ausdehnung der Infiltration: der eine stirbt, der andere nicht. Auch da muss ein ganz bestimmtes anatomisches Moment zu Grunde liegen und die neueren Untersuchungen, die wir gemacht haben, führen auch zu der Ansicht, dass diese Annahme nicht ganz unbegründet ist. So haben wir neulich z. B. einen Fall von einem leichten Puerperalfieber in der Praxis meines verehrten Collegen Dohrn secirt, in welchem sehr unbedeutendes Exsudat vorhanden war nach einer wenig Läsion veranlassenden günstigen Entbindung. Die Person ging am 4. Tage bei ziemlich hohem Fieber zu Grunde. Die Ursache des Todes unter diesen Verhältnissen war zweifelhaft. Ich habe die Leiche secirt und wir fanden an dieser Person ein ganz auffallend enges arterielles System. Der ganze Verlauf der Krankheit hatte den Eindruck gemacht, dass die Kranke an Herzparalyse zu Grunde ging. Auf diesen Punkt möchte ich die Aufmerksamkeit der Herren lenken; das ist ein Punkt, wo wir allerdings practisch eingreifen können. Sollte es uns gelingen, die Grösse des Pulses, die Spannung der Arterien u. s. w. nach dem jetzigen hübschen Vorgang des Herrn Collegen Waldenburg künftig in der Praxis leicht und sicher zu bestimmen, so würden wir ein Mittel haben, bei Enge der Arterien solche Mittel anzuwenden, die den Druck herabsetzen, und ich glaube, dass das für solche Fälle recht wohl nützlich sein könnte. Wir wissen, dass s. Z. Bouillaud in Frankreich bei jedem Typhusfalle einen Aderlass anordnete. Die ungeheure Blutscheu der heutigen Zeit scheint mir nicht gerechtfertigt und ich glaube, wir sollten den Blutigel bei Kindern und auch die Lanzette bei älteren Individuen doch nicht ganz bei Seite legen.

Herr **Weise**-Berlin: Demonstration eines Spray-Apparates zur Inhalation bei Rachen- und Kehlkopfkrankheiten der Kinder, zugleich verbunden mit einer Vorrichtung zum Niederdrücken der Zunge.

Referat der Impffrage-Commission.

Referent Herr **Kormann**-Dresden.

M. H.! Als ich im Vorjahre meinen Ihnen bekannten Antrag auf allgemeine Einführung der Animalvaccination (Retrovaccinatio) stellte, habe ich Ihnen meine persönlichen Ansichten mitgetheilt. Ich war schon damals fest davon überzeugt, ein wie grosser Segen durch die allgemeine Impfung mit Kuh- oder Kälberlymphe im deutschen Reiche gestiftet werden könnte und daher müsste. In noch viel höherem Grade bin ich von dieser Thatsache heute überzeugt, seit die Verhandlungen des 7. deutschen Aerztetages zu Eisenach im September 1879 so gewichtige Stützen für meine Ansichten beigebracht haben. Auf der andern Seite haben aber auch dieselben Verhandlungen gezeigt, wie sehr trotz der an sich seltenen, aber doch in jedem Einzelfalle möglichen Gesundheitsschädigung durch Impfsyphilis die Ansichten über die Nothwendigkeit der Einführung der animalen Vaccination verschieden sind. Heute, wo ich die Ehre habe, als Referent über meinen eigenen Antrag zu sprechen, ist es meine Pflicht, nicht allein die seit April vorigen Jahres neu erschienene Literatur zu würdigen, sondern besonders beide Seiten meines Antrages zu beleuchten. Ich referire über unser Thema, indem ich das vorhandene Material nach zwei Seiten hin betrachte und mir folgende zwei Fragen stelle:

1. Ist seit Einführung der animalen Vaccination eine Uebertragung von Thierkrankheiten durch gute frische Lymphe nachgewiesen?

Müssen wir, wie wir sehen werden, an der Hand eigener und fremder Erfahrung diese Frage entschieden verneinen, so wenden wir uns dann zu der zweiten:

2. Ist die animale Vaccination in Deutschland allgemein einführbar?

Ich wende mich zuerst natürlich zur ersten Frage nach etwaigen Fällen von sicher beobachteter Uebertragung von Thierkrankheiten durch die animale Vaccination.

M. H.! Von dem Grundsatze ausgehend, dass die Zwangsimpfung ein Segen für die Menschheit und dass an der dahin zielenden Reichsgesetzgebung durchaus Nichts zu ändern ist, müssen wir doch sofort zugeben, dass, eben weil es auch Pflicht des Staates wird, dafür zu sorgen, dass alle Vorsichsmaassregeln getroffen werden, um wesentliche Beschädigungen der Gesundheit Einzelner oder Mehrerer zu verhindern, bisher zn wenig nach dieser Richtung hin gethan worden ist. Dies ist aber durch Nichts besser als durch Einführung der animalen Vaccination zu erreichen, da alle theoretischen Bedenken in Betreff der Uebertragbarkeit von Thierkrankheiten durch Beweise aus der Praxis nicht erhärtet werden konnten.

Von denen, welche die Animalvaccination aus irgend welchen Gründen nicht eingeführt wissen wollen, mache ich Ihnen hier Herrn Dr. Seemann, Herrn Dr. Freund, Herrn Pfarrer Dr. Westermeier namhaft. Sehen wir uns nach den Gründen um, welche die betreffenden Herren zu ihren Ansichten geleitet haben.

M. H.! Heute vor einem Jahre konnte die Rede des Herrn Dr. Seemann gegen Einführung der Vaccinatio animalisata noch an dieser Stelle Acclamationen finden! Heute dürfte dies bei vorurtheilsfreier Betrachtung der Thatsachen nicht mehr möglich sein. Denn gerade im letzten Jahre hat sich ein entschiedener Umschwung in den Ansichten zu Gunsten des Werthes der animalen Impfung vollzogen. Dr. Seemann behauptete bisher, dass die Uebertragung der Tuberculose (Perlsucht), welche Krankheit am lebenden Thier nicht zu erkennen sei, durch die animale Vaccination ebenso leicht möglich wäre, wie Syphilistransmission durch humanisirte Lymphe. Dem hat schon Prof. Dr. Bollinger entgegnet, dass der Satz: „Das was von der Syphilis bewiesen ist, gilt auch von anderen infectiösen Krankheiten, z. B. der Tuberculose“, durchaus unbewiesen ist, da bisher noch kein Mensch durch cutane Impfung [sondern allein durch subcutane] Tuberculose erzeugen konnte. Mit der Milch einer tuberculösen Kuh hat noch Niemand von der Haut aus Tuberculose erzeugt! Dass man trotzdem Lymphe von tuberculösen Rindern anzuwenden vermeiden werde, sei selbstverständlich, dass man sie vermeiden könne, wäre möglich. Wenn Dr. Seemann im vorigen Jahre hier an dieser Stelle sagte: Wir könnten durch Umsicht und Sorgfalt vermeiden von einem tuberculösen oder scrophulösen Kinde abzuimpfen, beim Rinde wären wir dies absolut nicht im Stande, so ist der Gegenbeweis bereits dadurch geliefert, dass man in Würzburg die animale Lymphe nur dann verwendet, wenn die Organe des geschlachteten Thieres völlig gesund befunden worden waren. Diese sichere Controlle ist bei keinem Stammimpfling möglich!

Dr. Freund, welcher betont, dass nur zwei schwere Impfbeschädigungen zu berücksichtigen wären, nämlich Impfsyphilis und Impferysipel, da, was Scrophulose und Tuberculose anlange, eine Uebertragung durch die Impfung nach unseren jetzigen Kenntnissen mehr als unwahrscheinlich sei — stellt 42 Fälle von Impfsyphilis (mit über 387 Einzelfällen) zusammen, welche von 1814—1877 bekannt geworden sind. Er zeigt aber auch, dass alle Fälle, von denen genauere Daten vorhanden sind, vermeidbar gewesen wären, und kommt daher zu dem Schlusse hinsichtlich des Verlangens nach allgemeiner animaler Vaccination, dass wir, bis der erste Fall sich ereigne, der die Unvermeidlichkeit der Syphilistransmission bei scrupulöser Beachtung aller Cautelen (Anamnese, gesetzl. Alter, der Syphilis verdächtigende Symptome, zu späte Abimpfung, Blutüberimpfung) darthut, voll berechtigt sind, von einer durch Syphilisgefahr begründeten allgemeinen Aenderung des Impfstoffes Abstand zu nehmen. M. H.! Ich nenne dies mit einer hochernsten Gefahr spielen! Denn so sehr auch Freund vom Schreibtische aus Recht hat, so ist doch der practische Standpunkt in einem mit schreienden Kindern überfüllten Schulsaale oder einer dgl. Räumlichkeit nicht aus den Augen zu lassen. Und gerade der practische Impfarzt muss sich vor Ueberimpfung der Syphilis latens zu hüten suchen. Ernster als Freund sieht auch schon Hutchinson die Sachlage an. Obwohl Anhänger des Impfzwanges, kann er doch demselben nicht das Wort reden, so lange nicht die Aerzte behaupten können, Alles gethan zu haben, um die Impfung unschädlich auszuführen. Dann steht es ausser Zweifel, dass die Gefahr der Ueberimpfung von Syphilis eine thatsächliche und bedeutungsvolle ist. Um sich vor Impfsyphilis zu wehren, schlägt Hutchinson vor: 1) Nie Kinder zu Stammimpflingen zu nehmen, deren Eltern (und Geschwister) dem Impfarzt unbekannt sind, 2) nie von Erstgeborenen abzuimpfen und 3) nie Blut mit überzuimpfen! Wer kann aber, m. H., die Lymphe stets mikroskopisch auf Blutkörperchen untersuchen?

Unter den Gegnern der animalen Vaccination ist ferner noch Pfarrer Dr. Westermeier zu nennen, der als Correferent der Petitionscommission des Reichstages 1879 behauptete, dass die animale Lymphe in ihrer nützlichen Wirkung weitaus der humanisirten Lymphe nachstehe und ebensowenig wie diese gegen die Gefahr der Ueberimpfung vor Syphilis und anderen Krankheiten schützt, somit das neueste Experiment von sehr problematischem Werthe sei. Herr Geh. Reg.-Rath Dr. Finkelnburg widerlegte den ersten Theil dieser Behauptung durch den Hinweis darauf, dass der Vorwurf nur die versandte Lymphe treffen könne, nicht aber die Animalimpfung, sobald direct vom Kalb auf den Arm geimpft wird.

Endlich liegt mir noch ein Brief des Herrn San.-Rath Dr. Flesch (Frankfurt a. M.) vor, den ich mit dessen gütiger Bewilligung hier benutze. Derselbe machte mich in dankenswerther Weise auf eine Abhandlung des Dr. Henry Stevens, Director des National vaccination establishment, aufmerksam, welcher trotz seiner eminenten Erfahrung keine rechte Veranlassung sieht, den bisherigen Vaccinationsmodus zu verlassen.

So viel von den Gegnern meines Antrages! Wenden wir uns nun zu der entgegengesetzten Ansicht, so haben wir an erster Stelle die Erfahrungen zu berücksichtigen, welche in den letzten 10 Jahren in der Thüringer Lymphregenerationsanstalt zu Weimar gemacht worden sind. In den letzten 2 Jahren wurde nur animale Lymphe verwendet, und damit im Jahre 1878 1233 Impfungen (546 Vacc., 687 Revacc.) im Impfbezirk Weimar (Stadt und Land) ausgeführt. Im Jahre 1879 aber wurden 1191 Impfungen (496 Vacc., 695 Revacc.) ausgeführt. Von sämmtlichen (1042) Vaccinationen wurde nur eine, von sämmtlichen (1166) Revaccinationen 216 ohne Erfolg ausgeführt. Der Verlauf des Vaccinalprocesses war überall, soweit bekannt, ein ganz normaler. Von keinem Impfling wurde abgeimpft. — Auf eine Anfrage an Herrn Med.-Rath Dr. Pfeiffer hat mir derselbe gütigst brieflich mitgetheilt, dass seit 1870 mit Kuhlymphe ca. 9—10,000 Kinder geimpft, nach auswärts aber ca. 16,000 Portionen Kuhlymphe versendet wurden, so dass in Weimar eine Erfahrung über ca. 26,000 Impfungen mit animaler Lymphe gesammelt wurde. Auf diese 26,000 Impfungen ist kein Fall der Uebertragung einer Thierkrankheit bekannt geworden, nur 5—6 Fälle von Impferysipel ohne tödtlichen Ausgang, letzteres wurde in der Neuzeit dadurch vermieden, dass von frühzeitig stark entzündlichen Kuhpocken nicht abgeimpft wurde. Hiernach constatirt Pfeiffer, dass alle theoretischen Bedenken gegen die animale Impfung haltlos sind. — Ich habe in den letzten 3 Jahren ca. 80 Kinder mit animaler Lymphe geimpft, welche aus dem Impfinstitut des allg. ärztl. Vereins von Thüringen zu Weimar bezogen war, und hatte allen Grund vollständig zufrieden mit dem Erfolge zu sein, da nur in 2 Fällen die erste Impfung erfolglos blieb, die zweite aber auch hier sofort Erfolg hatte. Von irgendwelchen Impfkrankheiten konnte ich seit Verwendung der animalen Lymphe und Vermeidung der heissen Sommerszeit zum Impfen trotz sorgfältigster Beobachtung keine Spur entdecken. Dasselbe betont Dr. Pfeiffer noch an anderer Stelle. Ich bin durch des Herrn Verf. Güte in den Stand gesetzt, einige Exemplare der betr. Abhandlung zu vertheilen. Hier giebt Verf. (S. 13) ausdrücklich an, dass Impferysipele und septische Veränderungen des Vaccinalverlaufes seit 6 Jahren nicht vorgekommen sind, seitdem die von uns schon betonten Vorsichtsmassregeln streng aufrecht erhalten worden sind, dass ferner, wie er dies schon an anderer Stelle betonte, der Schwerpunkt auf die Unmöglichkeit der Syphilisüberimpfung zu legen sei, für die theoretisch behauptete Uebertragbarkeit von Thierkrankheiten aber hier ebensowenig wie anderwärts Beweise gesammelt werden konnten.

Ferner beantwortet Prof. Dr. Bollinger die Frage, welche Erfahrungen bis jetzt über die Uebertragbarkeit der Thierkrankheiten durch animale Lymphe vorliegen, dahin, dass in keiner Richtung ungünstige

Erfahrungen gemacht wurden. Nur ectogen entstandene Gifte können bei der animalen Lymphe zu denselben Infectionen (Septicaemia) Veranlassung geben, wie bei der humanisirten Lymphe. Ausserdem aber ist noch keine sichere Thatsache trotz der vielen Tausenden von Animal-Vaccinationen constatirt, welche beweist, dass dabei ein Infectionsstoff vom Rinde zum Kinde übertragen wurde. Es schliesst also die Anwendung der animalen Vaccine bei der menschlichen Schutzpockenimpfung die Möglichkeit der Ueberimpfung von Infectionsstoffen so gut wie möglich aus. Bollinger schliesst mit folgenden Thesen, um jedem Vorwurf und auch der Gefahr bei Anwendung der animalen Vaccination zu begegnen:

1. Jedes zur Erzeugung von animaler Lymphe bestimmte Thier ist vor der Impfung und Abimpfung durch einen Sachverständigen in Bezug auf seinen Gesundheitszustand mit Hilfe des Thermometers zu untersuchen. Bei Temperaturen über 40° C. oder sonstiger Erkrankung ist das Thier von der Impfung und Abimpfung auszuschliessen.

2. Für die Zwecke der animalen Vaccination verdienen im Allgemeinen jüngere Thiere (kräftige Kälber, Färsen, junge Bullen) den Vorzug vor älteren. Aeltere Kühe sind möglichst auszuschliessen.

3. Wenn Schlachtthiere — besonders ältere — zur Erzeugung animaler Lymphe dienen, empfiehlt es sich, den Gesundheitszustand der Thiere nach der Schlachtung festzustellen, bevor die gewonnene Vaccine Verwendung findet. Bei Kälbern ist diese Maassregel überflüssig.

4. Um die Resultate der animalen Vaccine zu controliren und in zweifelhaften Fällen die Ursache von Erkrankungen mit Sicherheit festzustellen, ist eine Journal- und Listenführung über die Kälber- und Menschen-Impfung mit Angabe aller Daten unerlässlich.

5. Zur Vermeidung septischer Infection durch conservirte zersetzte animale Vaccination empfiehlt sich die Abnahme reiner Lymphe oder bei trockener Conservirung eine rasche Austrocknung der animalen Lymphe.

Ferner hat Dr. Voigt, welcher glaubt, dass die animale Vaccine die humanisirte Lymphe niemals völlig verdrängen wird, höchstens 10% der Kinder zur Abimpfung tauglich gefunden und es ist daher, selbst bei reichlichem Gebrauche von Glycerinlymphe, seiner Meinung nach der reine Zufall, dass noch nicht mehr Unglück passirt ist. Daher muss die animale Vaccination in das deutsche Impfwesen eingeschaltet werden. Sobald die Conservirung sich vervollkommnet und die animale Vaccine den Aerzten geläufiger geworden sein wird, dürfte die Nachfrage nach diesem Impfstoffe ausserordentlich zunehmen. In Hamburg verlangt das Publikum jetzt vorzugsweise Kalbslymphe.

Hören wir nun noch Dr. Wolffberg, welcher wenigstens die Möglichkeit der allgemeinen Einführung der animalen Vaccination der Zukunft anheimstellt. Er nimmt an, dass man berechnet habe, dass seit der ersten prochylactischen Impfung mit humanisirter Lymphe (also seit ca. 80 Jahren) etwa 500 Fälle von Syphilis in Europa durch die Impfung verschuldet worden sind (also durchschnittlich 6 Fälle jährlich). Unter den Gelegenheitsursachen der Impfsyphilis handelt er auch über die Fälle, welche nicht allein durch die Impfung vom Mensch auf Menschen zu Stande kommen, sondern auch bei der animalen Methode. Hier braucht nur die Impflanzette durch Blut oder specifische Elemente eines eben geimpften (latent) syphilitischen Kindes verunreinigt und sofort zum Impfen eines andern Kindes benutzt zu werden, um zugleich die Syphilis mit der denkbar besten Lymphe zu übertragen (ebenso wie früher durch Schröpfköpfe der Bader etc.).

Auch Dr. Klamann in Luckenwalde, welcher davor warnt, anämische Kinder ohne vorherige Untersuchung auf chronische Spitzenpneumonie zu impfen, glaubt, dass viele Wünsche nur durch Correctur des Impfgeschäftes erreichbar sind. Letztere aber hält er für nöthig, um den Impfgegnern nicht in die Hände zu arbeiten, da durch die Impfung schon vorhandene Spitzenpneumonien wesentlich gefördert werden. Erreichen zu können glaubt Klamann diese Correctur durch allgemeine animale Vaccination und Theilung der öffentlichen Impfarbeit.

Es sei mir hier noch gestattet, auf die Erklärungen aufmerksam zu machen, welche Herr Geh. Reg.-Rath Dr. Finkelnburg auf Anfrage des Referenten der Petitionscommission des Reichstages 1879, Herrn Dr. Thilenius, abgab. Es sei, sagt Finkelnburg, nach den bisherigen Erfahrungen wohl anzunehmen, dass die Gefahr einer Ueberimpfung schwerer Krankheiten durch die ausschliessliche Verwendung von Kälberlymphe gänzlich verhütet werden kann. Ob aber solche Thierlymphe in hinreichender Weise beschafft werden könne, unterliege noch näheren Untersuchungen, da eine unmittelbare Ueberimpfung vom Kalb zum Arm ermöglicht werden müsse, weil die Lymphe nicht haltbar und nicht versendbar sei.

M. H.! Das letztere Desiderium gehört zu den überwundenen Standpunkten. Wie Ihnen die Monographie von Med.-Rath Dr. Pfeiffer beweisen kann, ist die animale Lymphe jetzt sehr gut zu versenden und nach meiner eigenen Erfahrung ohne jede Gefahr, wohl aber mit glänzendem Erfolg zu verwenden.

Aus alledem geht mir zur Evidenz hervor, dass bei der Vaccination von Arm zu Arm zwei Impfkrankheiten in Betracht kommen, nämlich die Impfsyphilis und das Impferysipel (sowie die verwandten septischen Folgekrankheiten), bei der animalen Vaccination aber höchstens nur eine Impfkrankheit vorkommt, nämlich das letzterwähnte Impferysipel (sowie die dazu gehörigen septischen Folgezustände).

Meine Herren! So bedauerliche Vorkommnisse, wie sie durch den Verbrauch von faulender Lymphe, sowohl humanisirter (Grabnick im Kreise Lyk, Reg.-Bez. Gumbinnen: Juni 1879) als animaler (Quirico d'Orcia in Italien: April 1879) beobachtet worden sind, können aber der Methode nicht zur Last gelegt werden, der Wissenschaft gegenüber aber überhaupt nicht vorkommen, da die Wissenschaft nicht für die Fehler

Einzelner in der Ausführung ihrer Lehren verantwortlich gemacht werden kann. Dass aber Impferysipel und septische Impfkrankheiten vermieden werden können, lehren ausser der alljährlich sich wiederholenden Erfahrung auch die Aussprüche von Bohn und Pfeiffer.

So bleibt denn nur die Bekämpfung der Möglichkeit der Syphilistransmission übrig und diese hochernste Gefahr ist nur durch die allgemeine Einführung der animalen Vaccination zu umgehen.

Deshalb empfehle ich der hochansehnlichen Gesellschaft für Heilkunde meinen vorjährigen Antrag zur geneigten Annahme, sobald ich noch die

2. Frage über die Möglichkeit der allgemeinen Einführung der animalen Vaccination erörtert haben werde. Hier spielen zwei Factoren die Hauptrolle, nämlich die Beschaffung von genügenden Mengen guter Kuh- oder Kälberlymphe und sodann der Preis derselben. Die bisher bestehenden Thierlymphe-Erzeugungsanstalten haben zwar den bisherigen Anforderungen genügt — wenigstens habe ich von Weimar aus stets die gewünschte Retrovaccine sofort erhalten —, bei gesteigerter Nachfrage aber würden für grössere Bevölkerungscentren noch weitere Anstalten gegründet werden müssen, deren Betrieb sich bei schneller Abnahme der Lymphe in Gewinn umsetzen müsste, selbst wenn der Preis der letzteren ein mässiger bliebe. Für Mittelstädte und das flache Land dagegen eignet sich mehr das in dem Weimaraner „Institute" cultivirte Verfahren, direct in den verschiedenen Kuhställen Kühe (oder Kälber) zu impfen. Dem Thüringer Vereinsimpfinstitut steht kein eigenes Local zur Verfügung, daher wird aber auch die Lymphe entsprechend billiger, da kein besonderer Stall oder Impflocal, kein Thierwärter, kein Futtergeld, kein ständiger Dirigent und keine ständigen Assistenten, sondern nur 3 Mark Trinkgeld an das Stallpersonal (selten ausserdem für jede Kuh 3—5 Mark Impferlaubniss), ferner Verrichtungsgebühren und Diäten an den die Impfung ausführenden Arzt oder Thierarzt zu bezahlen sind. Auf solche oder ähnliche Weise ist selbst der Privatarzt im Stande, bei gutem Willen ohne jegliche Beihilfe und ohne grossen Apparat die Züchtung animaler Lymphe in's Werk zu setzen.

Was nun aber endlich den Preis der Lymphe betrifft, so glaubt Pfeiffer, dass für die Retrovaccine von Kühen sich der Geldaufwand auf $^3/_4$ bis $1^1/_2$ Pfennig belaufen würde, während Pissin für die Herstellung von Kälberlymphe (mit fünffacher Glycerinverdünnung) ihn auf 3 Pfennig pro Portion angiebt. Verkauft wird von Weimar aus die Portion für 1 Mark (incl. frankirter Postsendung zu 0,20 Mark). Bei gleichzeitiger Abnahme mehrerer Portionen ermässigt sich der Preis durch das Postporto. Ausserdem ist aber zu einer ergiebigen Erniedrigung des Preises der animalen Vaccination ein Verfahren zu benutzen, das kürzlich Jahn als wirksamsten Schutz vor Impfinfectionen angegeben hat. Mir scheint bei diesem Verfahren, der sog. Successiv-Impfung, viel weniger dieser Schutz betont werden zu müssen, als besonders die auch von Jahn angezogenen, rücksichtlich der allgemeinen Durchführbarkeit der animalen Impfung in die Augen springenden Vortheile, nämlich die grosse Ersparniss von kostbarer und wenig haltbarer Lymphe, so dass die unverdünnte Anwendung der Retrovaccine gestattet wird. Das Verfahren besteht in der Erzeugung eines animalen Vaccinebläschens, von welchem am 7. oder 8. Tage auf dasselbe Individuum abgeimpft wird. Drei bis fünf Tage nach der Nachimpfung entwickeln sich die nachgeimpften Stellen zu Vaccinepusteln.

Ausserdem spricht sich auch Professor Dr. Bollinger über die Möglichkeit der allgemeinen Einführung der Animalvaccination anerkennend aus und erörtert schliesslich die Vortheile der animalen Impfung einer-, und die gegen dieselbe gemachten Haupteinwände andererseits.

Alle Beachtung verdient an dieser Stelle der Entwurf zu einer Instruction für die deutschen Impfärzte mit Rücksicht auf die facultative Einführung der animalen Vaccination, von welchem ich einige Exemplare zugleich mit der Monographie Pfeiffer's erhalten und derselben beigelegt habe. In demselben sollte es nur in § 1 statt Kuhpockenlymphe „Kuh- oder Kälberlymphe", in § 11 statt Wasser „3 %iges Carbolwasser" und statt reinigen „einige Minuten in demselben liegen lassen und dann reinigen" heissen, während die in § 10 gestattete Benutzung des Stiches geradezu verboten sein sollte.

Ich glaube hierdurch genügend die Möglichkeit der allgemeinen Einführung der Animalvaccination, wie durch den ersten Abschnitt meines Referates die Nothwendigkeit derselben nachgewiesen zu haben, bitte daher die hochansehnliche Versammlung um Annahme meines vorjährigen Antrages. Ich mache Sie, m. H., noch ganz besonders darauf aufmerksam, dass mir die Zeit der allgemeinen Einführung der animalen Vaccination nicht mehr fern zu liegen scheint, und dass es der pädiatrischen Section der Gesellschaft für Heilkunde an erster Stelle zur Ehre gereichen wird, an einem zum Heile der Gesammtbevölkerung des deutschen Reiches dienenden Umschwunge in der Handhabung der Zwangsimpfung mitgewirkt zu haben.

Ich schliesse mit den Thesen, welche sich gedruckt in Ihren Händen befinden.

Nothwendig ist bei Aufrechterhaltung des Impfzwanges innerhalb des Deutschen Reichs zur Verhütung von Impfkrankheiten, und zwar:

a) der Impfsyphilis:

1) die allgemeine Einführung der animalen Vaccination.
2) die Desinfection der Impfnadel oder Impflanzette nach der Impfung jedes einzelnen Kindes.
3) das Unterbleiben des Abimpfens, ausser wenn es im Interesse der sogenannten Successiv-Impfung an demselben Impfling vorgenommen wird.

b) des Impfrothlaufs und der septischen Impfkrankheiten:

4) die Verwendung von frischer und reiner Thierlymphe, welche, falls sie versendet, also conservirt werden soll, auf Hornstäbchen gestrichen, dann rasch eingetrocknet und mit Glycerinschutzdecke versehen, von dem Empfänger aber sofort verwendet werden muss.

Correferent Herr **Seemann**-Berlin:

M. H., ich bedauere nach diesen ausführlichen Erörterungen nur sehr kurz sein zu müssen, weil die Zeit schon etwas vorgerückt ist, und bedauere dies um so mehr, da ich auf ganz entschieden entgegengesetztem Standpunkte stehe, wie mein Herr Vorredner. Schon im vorigen Jahre hatte ich Gelegenheit, hier in dieser Section meine Anschauung über den Werth der animalen Vaccination auszusprechen und gestehe, dass ich nach allen den Verhandlungen, die ich im Laufe des Jahres gelesen, von meinen Anschauungen durchaus nicht zurückgekommen bin. Im Gegentheil, ich habe mich überzeugt, dass die Ansichten, die ich vorher in Bezug auf die Uebertragbarkeit der Tuberculose durch animale Vaccination nur sehr vorsichtig auszusprechen wagte, heute fast allgemein anerkannt sind. Als ich vor 2 Jahren meinen Aufsatz über die animale Vaccination in der Zeitschrift für practische Aerzte veröffentlichen wollte und vorher mit einem unserer geachteten Kliniker darüber gesprochen, sagte er: es wäre ja ein Wagniss, heutzutage die Ansicht offen auszusprechen, man könne die Tuberculose durch Impfung übertragen; es ist das einstweilen ein Phantasiegebilde des Herrn Prof. Klebs — wie er sich ausdrückte — aber von positiver Wahrheit ist noch nichts zu sehen. Heute liegt die Sache ganz anders. Durch weitere Forschungen ist man zu der Ueberzeugung gekommen, dass in der That, wie Cohnheim sagt, „Tuberculose und Syphilis in Bezug auf Uebertragbarkeit und Ansteckungsfähigkeit vollkommen identische Krankheiten sind."

Diesen Satz müssen wir vor Allem festhalten, und um so mehr festhalten, da er von den Anhängern der animalen Vaccination — und ich nenne in erster Reihe Prof. Bollinger — in seinem ganzen Umfange anerkannt wird. Wenn von diesen nun gesagt wird: wir haben ja so und so lange mit animaler Vaccine geimpft und haben in den vielen tausenden von Fällen nicht ein einziges Mal Uebertragung der Tuberculose gesehen, so muss ich diese Bemerkung als eine vollständig grundlose zurückweisen. Wenn wir bedenken, dass man Jahrzehnte lang geimpft hat, nicht nur in Deutschland, sondern in der ganzen cultivirten Welt, dass man nicht Tausende, sondern Millionen von Kindern geimpft hat, und nach dieser Zeit Männer wie Riccord, Oppolzer noch behaupten konnten: „es ist eine Unmöglichkeit Syphilis zu übertragen", „es ist niemals beobachtet, dass Syphilis übertragen worden ist" — welchen Werth hat es, wenn man jetzt, wo man seit einigen Jahren mit animaler Vaccine in etwas ausgedehnterer Weise impft, sagen will: wir haben noch keine wirkliche Erkrankung beobachtet! Dazu kommt, dass die Uebertragung von Tuberculose sich absolut nicht nachweisen lässt, und das ist das punctum saliens. Es ist ja leicht, eine Behauptung hinzustellen, von der man von Hause aus weiss, dass sich das Gegentheil nicht beweisen lässt. Wie viele Monate, wie viele Jahre die Tuberculose im Kinde schlummern kann, ohne dass man zu sagen im Stande ist: hier ist Tuberculose durch Impfung übertragen worden, das wissen wir ja. Es ist ja allgemein bekannt, dass angeborene Tuberculose Jahrzehnte im Körper schlummern kann, ohne dass sie hervortritt. Wenn es nun schon bei Syphilis Jahre lang unmöglich war, mit Bestimmtheit die Uebertragung der Krankheit nachzuweisen, so wird es bei Tuberculose noch viel schwieriger, ja vielleicht ganz unmöglich sein. Hier können nur die Analogien maassgebend sein. Wenn wir die Ueberzeugung haben, wenn die Wissenschaft uns positiv den Beweis geführt hat, Tuberculose und Syphilis stehen auf einer Stufe, beide sind durch Impfung übertragbar; wenn durch Herrn Bollinger der Nachweis geführt ist, dass die Thierkrankheiten sich auf Menschen weit eher übertragen lassen als umgekehrt, dann, m. H., können wir nicht anders, als die Gefahr der Tuberculose viel mehr fürchten wie die der Syphilis. Wie will denn nun Herr Bollinger seine Behauptung beweisen, wenn er sagt: ja, wir haben es hier mit cutaner Impfung zu thun und nicht mit subcutaner. M. H., soll das wirklich ein ernstlicher Gegenbeweis sein? Wenn wir impfen, wenn wir ein Gift auf den menschlichen Körper übertragen und in den allgemeinen Kreislauf einbringen, so dass Impfpusteln entstehen, da sollen wir auf diese feine Nadelspitze einen grossen Unterschied legen, ob es cutan oder subcutan ist? Wer will denn bei der zarten Haut des Kindes so genau untersuchen und feststellen, wie weit dies hier möglich ist, wenn wir überhaupt einmal sagen, dass die Tuberculose übertragbar ist. Wenn die Herren, welche experimenti causa impfen, in der Regel subcutan impfen, um einen Erfolg zu erzielen, wird doch kein Mensch behaupten wollen, dass, wo wir nur cutan impfen, wo wir nur die Haut ritzen, nur dadurch die Uebertragbarkeit ein für allemal ausgeschlossen ist. Auch dieser Einwand, welchen Herr Bollinger gegen meine Behauptung gemacht hat, scheint mir vollsändig hinfällig zu sein. Wenn aber die Tuberculose gleich der Syphilis übertragbar ist, dann ist die Gefahr, dass wir durch die animale Impfung der Tuberculose Thür und Thor öffnen, unendlich viel grösser, als die der Syphilisübertragbarkeit. Sehen wir uns doch einmal diese Syphilisübertragbarkeit näher an. Man hat, nachdem so viele Jahre viele Millionen Kinder geimpft sind, nun endlich durch mühsame Zusammenstellungen herausbekommen, dass da und dort Syphilis einmal übertragen worden ist. In vielen Fällen ist es gar nicht nachgewiesen, ist es eine vage Behauptung; aber ich gebe zu, wir können jetzt eine kleine Anzahl von Fällen zusammenstellen, wo Syphilis wirklich vorhanden war. Also auf viele, viele Millionen kommen ganz vereinzelte Fälle.

Bisher hat man die Schutzmaassregeln, die gegenwärtig u. A. von Pfeiffer sorgfältig zusammengestellt werden, wenig beachtet. Man hat nicht genügend Gewicht darauf gelegt, dass jeder Arzt vor dem Impfen die Impflanzette reinigt; man hat, weil man in früheren Jahrzehnten überhaupt an die Uebertragbarkeit der Syphilis nicht glaubte, alle dahin zielenden Vorsichtsmaassregeln ziemlich leichtfertig behandelt. Wenn nunmehr diese Maassregeln streng durchgeführt werden, wenn wir vor allen Dingen eine Aenderung des Gesetzes herbeiführen, dahin gehend, dass die Kinder nicht im ersten, sondern im dritten oder vierten Lebensjahre geimpft werden sollen, wo die Gefahr der Syphilis ganz ungleich mehr schwindet, wenn wir den Aerzten zur Pflicht machen wollten, dass sie sich ganz genau nach dem Gesundheitszustande der Eltern erkundigen, wenn wir solche Stammimpflinge gewissenhaft aussuchen wollten —, dann wird die Ueberimpfung von Syphilis eine Unmöglichkeit. Der Herr Referent hat allerdings vorher gesagt: wir können ja ein Thier schlachten, um uns vollkommen zu überzeugen, dass hier keine Tuberculose vorhanden ist. Das ist sehr wahr, aber der Herr Referent hat sicherlich nicht gemeint, dass man nach dieser Richtung die animale Vaccination allgemein einführen könnte, dass jedes Thier, von dem wir animale Vaccination nehmen, auch geschlachtet werden solle; denn, sollte der Staat eine so ungeheure Summe aufwenden, wie sie nöthig wäre, um in der Weise allgemein die animale Vaccination einzuführen, dann würden die Staatsbehörden wohl lieber auf die Zwangsimpfung verzichten. Weil wir nun aber, wie jeder Thierarzt zugeben wird, nicht im Stande sind, an dem lebenden Thiere mit Sicherheit die Perlsucht auszuschliessen, so liegt bei jeder animalen Vaccination vom lebenden Thiere die Gefahr vor, dass Tuberculose übertragen werde.

Demgemäss stelle ich die Thesen auf:

1) Die Einführung der animalen Vaccination ist eher als ein Unglück zu bezeichnen, als zu empfehlen.

2) Nach Lage der Dinge ist es gar nicht nöthig, dass wir die bisherige Vaccinationsweise ändern, es genügt, wenn wir nach den Erfahrungen, die in den letzten Jahren in Bezug auf die Syphilis gemacht worden sind, die nöthigen Vorsichtsmaassregeln treffen, um bei der humanisirten Lymphe jeder Gefahr vorzubeugen. Wir werden ihr um so eher vorbeugen, wenn das Gesetz besonders uns darin unterstützen wird. Wenn schon jetzt auf Millionen Kinder höchstens ein ganz vereinzelter Fall kommt, wo möglicherweise Syphilis übertragen worden ist, so wird, wenn diese Vorsichtsmaassregeln wirklich erst allgemein eingeführt worden sind, von einer Ueberimpfung der Syphilis wohl kaum noch die Rede sein können.

Discussion.

Vorsitzender: Ich möchte die Frage analog behandeln, wie die der Schulhygiene, nicht blos, weil die Herren noch auf verschiedenen

Standpunkten stehen, sondern auch, weil die Sachen noch nicht so sicher entwickelt sind, wie dies für den Augenblick scheinen dürfte. Sie wissen, dass sämmtliche Schlussfolgerungen, die Cohnheim aus seinen Tuberculoseimpfungen gezogen hat, in neuerer Zeit vollständig in Frage gestellt worden sind. Ich behaupte dabei natürlich nicht, dass sie unrichtig gewesen seien, ich meine nur die Akten sind darüber noch nicht geschlossen, und es hat seine grossen Bedenken in einer Gesellschaft schon eine bestimmte Reihe von Resolutionen zu fassen, wenn noch nicht einmal die Vorfrage, ob die Durchführbarkeit einer einzigen Maassregel erwiesen sei, erledigt ist. Ich betrachte daher die Reden der beiden Herren als wichtiges Material, welches in der weiteren Bearbeitung der Frage mit verwerthet werden muss, und glaube für heute wiederum nur vom allgemeinem Standtpunkte aus die Discussion eröffnen zu sollen.

Herr Weise: Ich wollte im Sinne des verehrten Herrn Vorsitzenden auch noch erwähnen, dass eine wichtige Vorfrage thatsächlich nicht reif ist, nämlich die, ob die Tuberculose beim Rinde dieselbe ist wie beim Menschen. Die Frage ist bekanntlich in der neuesten Zeit von Virchow ventilirt und vorläufig dahin beantwortet worden, dass es zweierlei verschiedene Krankheiten sind. Ich wollte nun erwähnen, dass es vielleicht wünschenswerth wäre, in grossen Städten, wie z. B. in Berlin, eine Station für animale Impfung zu errichten, um denjenigen, die den Wunsch aussprechen, ihre Kinder mit animaler Lymphe geimpft zu sehen, auch die Möglichkeit dazu zu verschaffen. Das würde sich hier in Berlin sehr leicht herstellen lassen, indem die Stadt selbst Gutsbesitzerin ist und eine Menge von Vieh zur Disposition hat. Ich habe selbst in diesem Sinne einmal einen Antrag an die Stadt gerichtet, er ist aber leider unbeantwortet geblieben.

Herr Kormann: M. H., ich will Sie nicht damit belästigen, gegen einzelne Punkte des Vortrages von Herrn Dr. Seemann vorzugehen, welche ich mir notirt habe. Das würde zu weit führen, denn das würde ein Referat des Referats abgeben. Auf einen Punkt muss ich aber entschieden hinweisen, um dagegen Verwahrung einzulegen, wenn im allgemeinen gesagt wird: „man hat bisher die Impflanzette nicht gereinigt, man hat bisher das Impfgeschäft zu leichtsinnig betrieben“. M. H., auf mich findet das keine Anwendung.

Herr Börner: M. H., ich nehme nur deshalb das Wort, weil meiner Ansicht nach der Herr Referent in seinem Vortrage einige Behauptungen aufgestellt oder wiederholt hat, die doch zu gewagter Natur sind, als dass man nicht wenigstens mit ein paar Worten hier dagegen protestiren müsste. Das einzige sanitäre Gesetz für ganz Deutschland, welches wir bis jetzt haben, ist das Impfgesetz. Wir sind froh gewesen, dass es endlich zu Stande gekommen ist, und wir haben ja einen Herren unter uns, der seine Kraft mit daran gesetzt hat.

Die jetzige Debatte in Bezug auf die animale oder humanisirte Lymphe will ich, soweit sie die Theorie angeht, in keiner Weise discutiren; aber m. H., man arbeitet den Impfgegnern auf das allerentschiedenste in die Hände, wenn man bei einer solchen Discussion diejenige Grundlage, auf der wir bis jetzt geimpft und das Impfgesetz mit grossem Fleiss und grosser Mühe durchgeführt haben, herabsetzt, wenn man so thut, als ob durch diese Methode Syphilis, Erysipel u. s. w. in die kindliche Welt hineingebracht sei. (Sehr richtig! Bravo!) Man arbeitet damit nur denen in die Hände, die alle Augenblicke mit ihren Petitionen gegen die obligatorische Impfung überhaupt kommen und m. H., wenn Sie die animale Impfung wirklich durchgesetzt haben, werden ganz dieselben Leute nicht bei Perlsucht stehen bleiben, sondern Ihnen mit Fällen von andern Krankheiten kommen, von denen sie behaupten werden, dass sie „in ganz animalischer, brutaler" Weise vom Thier auf den Menschen übertragen würden. In solchen Dingen muss man ganz ausserordentlich vorsichtig sein. Die Syphilisfrage ist soviel erörtert worden, dass ich davon hier ganz absehen will. Jeder wird sich darüber eine Meinung gebildet haben, und ich glaube, auch bei den enragirtesten Anhängern der animalen Vaccination wird diese dahingehen, dass nur in ausserordentlich wenigen Fällen — und auch bei diesen nicht einmal überall vollständig exact — die Uebertragung von Syphilis bei Impfung mit humanisirter Lymphe nachgewiesen ist. Das Impfgeschäft ist ein menschliches wie alle andern und wird selbstverständlich stets an menschlichen Unvollkommenheiten kranken. Wir sind ganz ausser Stande, irgend eine Institution in's Leben zu rufen, die diese allgemeinen menschlichen Eigenschaften nicht hat. Von sehr viel grösserer Wichtigkeit ist allerdings meiner Meinung nach das Impferysipel, und ich habe hauptsächlich das Wort genommen, um in dieser Beziehung Herrn Kormann zu erwidern. Er hat gefunden, dass das Impferysipel bei animalen Impfungen seltener oder gar nicht vorkomme. Irgend welche Gründe oder eine ausgiebige Statistik dafür hat er nicht gegeben; er hat sich blos auf die Erfahrung meines werthen Freundes Pfeiffer in Weimar berufen, der einfach sagt, dass er in 6 Jahren nach einer bessern Methode Impferysipel nicht gehabt habe und der, irre ich nicht, von 26000 Fällen gesprochen hat, die sein ganzes Material ausmachen. Ja, m. H., das scheint mir doch die ersten Gründe der Statistik vergessen zu heissen, wenn Herr Kormann da, wo man es mit so und soviel Millionen Menschen zu thun hat, sich auf 26000 Fälle beruft und darauf hin die Sache so hinstellt: es sei also bewiesen, dass die animale Impfung selbst ein Schutzmittel gegen das Vorkommen von Erysipel sei. M. H., die Sache ist vollkommen unrichtig, und ich habe Herrn Pfeiffer selbst gesagt, er könnte es leicht erleben, dass er einmal in 7, 8 Jahren bei derselben Vorsicht eine ganz gehörige Epidemie von Erysipel bekommt. Wir wissen eigentlich gar nicht — wenn wir aufrichtig sein sollen — wie das Impferysipel zu Stande kommt. Wir haben eine Anzahl von Fällen, wo wir sagen können: hier ist mit grosser Unvorsichtigkeit geimpft, hier hat man keine reine Lymphe genommen; aber ich verweise auf Cohn und alle anderen Practiker, die die ganz richtige Ueberzeugung aussprechen, dass andererseits auch bei den gesundesten Kindern bei bester Lymphe, — und Festhaltung aller Vorsichtsmaassregeln mit einem Male das Impferysipel sich einstellen kann, wir wissen nicht aus welchen Gründen.

Morgen tritt hier der Chirurgencongress zusammen; ich weiss nicht, warum man die Frage des Impferysipels ganz isolirt behandelt. Ist es nicht eine unbestreitbare Erfahrung, dass nach der kleinsten Wunde und wenn Sie mit destillirtem Wasser impfen, ein Erysipel erscheinen kann? Hält man es nicht unter den Chirurgen für einen Hauptfehler, wenn nicht auch die kleinste Verwundung antiseptisch behandelt wird? Letzteres aber können wir eben nicht beim Impfen durchführen, ja ich weiss nicht, ob sich selbst Klebs beim Impfen mit Spray umgiebt. Herr Kormann meint, dass mit der Anwendung der Thierlymphe das Impferysipel eine Unmöglichkeit geworden sei. M. H., eben gerade weil der Chirurgencongress hier ist, möchte ich Herrn Kormann bitten, diese Theorie bei den Chirurgen vorzutragen und zuzusehen, ob er damit Beifall finden wird? Zweifellos hat man bei der animalen Impfung Fortschritte in Bezug auf die Vorsichtsmaassregeln gemacht. Früher wurde die Impfung in der allerrohesten Weise durchgeführt. Im Jahre 1874 ist im Königreich Sachsen eine grosse Zahl von Fällen von Erysipel vorgekommen und zwar besonders von bullosem Erysipel, das vielfach auch zu Todesfällen geführt hat. Geh.-Rath Günther schrieb mir, dass damals gerade nach animaler Impfung solche Fälle häufiger vorgekommen wären. Nun wird es mir nicht entfernt einfallen, da ich mich ein bischen mit der Statistik beschäftigt habe, aus denselben Angaben etwa die Erfahrung aufzustellen: die animale Impfung disponirt mehr zu Erysipel. Aber ich behaupte, Alles, was Herr Kormann gesagt hat, bringt auch nicht den geringsten Grund dafür, dass wir bei der animalen Vaccination mehr gesichert würden gegen Erysipel, wie bei Impfung mit humanisirter Lymphe.

Nun, m. H., ausserordentlich leicht ist Herr Kormann über die Frage der Ausführungsmöglichkeit hinweggegangen. Er hat sich auf Bollinger berufen, der eine Reise gemacht und überall ganz hübsche Resultate gesehen hat. Die meisten derselben habe ich auch gesehen und habe mich gefreut, dass die Sache da so gut weiter gebracht ist. Ich weiss nicht, ob Herr Kormann die animale Lymphe von der Kuh abgenommen hat. Von Herrn Pfeiffer habe ich gelernt, dass es ausserordentlich schwer und mit einer Menge von Missständen verbunden ist, Missstände, die in den grossen Anstalten in Hamburg u. s. w. sehr gut vermieden werden können, die aber im deutschen Norden und Osten garnicht überwunden werden können, ausser durch ungeheure Kosten. Nun ist freilich nach Ansicht des Herrn Kormann die animale Impfung so vortrefflich, dass man sie durchführen muss, es koste, was es wolle.

Das ist aber vollkommen falsch. Wenn Sie eine derartige Institution mit zu grossen Kosten belasten, so wird mir jeder von anderen Gebieten aus zugeben, dass sie schliesslich undurchführbar wird, und das behaupte ich nach meiner Erfahrung allerdings von den Ost- und Nordprovinzen Preussens. Meine Statistik von einer kreisimpfärztlichen Thätigkeit während einer Zeit von 5 Jahren ist etwas grösser als die Pfeiffer'sche. Sie beträgt 31,000 Fälle, unter denen kein Fall von Syphilis und Erysipel vorgekommen ist. Ich sage aber Herrn Kormann ganz freimüthig, dass kein Statistiker selbst aus solchen Zahlen irgend welche Schlüsse ziehen wird, und ich weiss, dass mir im nächsten oder in 2 Jahren einmal in einem Dorfe Erysipel vorkommen kann. Also ich meine, es liegt kein zwingender Grund vor, irgendwie unsere Methode zu verlassen. Das Einzige, was Herr Kormann anführen könnte, wären die paar Fälle von Syphilis. Dieselben verschwinden aber den vielen Millionen von Geimpften gegenüber und sie sind fast alle heilbar. Es liegt kein Grund vor, anzunehmen, dass durch die animale Impfung ein grosser Schutz geleistet sei gegen das viel wichtigere Impferysipel, und es liegen Gründe genug vor für diejenigen, die nicht vom Schreibtisch und nicht nach 80 Impfungen urtheilen, sondern die das mühsame Geschäft des Impfarztes sehr lange practisch ausgeführt haben, zu behaupten, dass die animale Vaccination ohne die grössten Kosten und Schwierigkeiten undurchführbar ist. Daraus schliesse ich einerseits, dass, wenn Sie sie durchführen wollen, Sie gleichzeitig darum petitioniren müssen, dass die obligatorische Impfung wieder aufgehoben werde. Sie ist unmöglich, wenn man auch nur von einer These des Herrn Kormann die Hälfte oder ein Viertel annimmt.

Herr Seemann: Zunächst möchte ich auf den Einwurf des Herrn Vorsitzenden bemerken, dass freilich die Wissenschaft noch keine endgültige Antwort auf die Frage gegeben hat. Aber wenn wir sehen, dass Männer wie Cohnheim, wie Klebs, wie Orth durch eine Reihe von Versuchen den Beweis geführt zu haben glauben, dass die Tuberculose übertragbar ist, wenn Herr Kormann wenigstens sagt, die Wagschaale sinkt mehr zu Gunsten der Ansicht, dass die Perlsucht des Rindes tuberculöse und scrophulöse Processe beim Menschen hervorbringen könne, dann glaube ich, wird für uns practische Aerzte schon positiv behauptet werden müssen: wir dürfen von keinem tuberculösen oder scrophulösen Rinde oder von keinem tuberculösen oder scrophulösen Menschen Lymphe nehmen. Da Tuberculose beim lebenden Rinde sich absolut nicht nachweisen lässt, wird Niemand die Gefahr der Uebertragung der Tuberculose durch animale Lymphe leugnen können. Was das „man" betrifft, welches Herr Kormann gerügt hat, so habe ich damit die Fälle im Auge gehabt, wo doch constatirt ist, dass sehr sorglos vorgegangen ist. Ich habe nur ausdrücken wollen, dass, wenn der Staat dafür sorgt, dass man überhaupt nicht mehr dahin sündigt, in der That ein so verschwindendes Minimum von Syphilis vorhanden sein wird, dass der Gesetzgeber darauf nicht Rücksicht zu nehmen braucht.

Herr Kormann: Ich bin Herrn Börner für seine Ausführungen sehr dankbar, denn es wird dadurch leicht zu constatiren, warum ich geradezu entgegengesetzter Ansicht bin. M. H., die Gründe welche mich bewogen haben, den Antrag im vorigen Jahre zu stellen, sind gerade die, den Impfgegnern durch die Vermeidung der Uebertragung von Syphilis jeden Einspruch gegen die Zwangsimpfung abzuschneiden. Was aber heute nach Verlauf eines Jahres von mir als Referent und Referat gegeben worden ist, ist natürlich nicht eine vollständige Behandlung des Themas, — davon musste ich absehen — sondern ich referire nur über die in diesem Jahr in der Literatur vertretenen Ansichten und über die neuen Statistiken. Daher konnte ich auch heute hier keine, auf das Impferysipel bezüglichen Statistiken geben, ich habe keine gefunden. Ist meine Kenntnissnahme von der Literatur unvollständig, so bitte ich um Nachsicht. Was zweitens die Erzeugung von Erysipel durch destillirtes Wasser betrifft, so wird jeder Chirurg, der sich mit der Frage beschäftigt hat, wohl Herrn Börner entschieden entgegentreten. Es müsste sonst im destillirten Wasser entschieden ein Plus vorhanden sein, welches das destillirte Wasser nicht mehr als solches erscheinen lässt, und, m. H., dann dürfen wir nicht mehr von destillirtem Wasser sprechen. Ich glaube, das waren die Hauptpunkte, welche ich dem Collegen Börner zu entgegnen hätte.

Herr Börner: Ich möchte mir nur die kleine thatsächliche Bemerkung erlauben, dass ich allerdings nicht vorausgesetzt habe, noch besonders darauf hinweisen zu müssen, dass meines Erachtens Lister'sche Cautelen gegen die Keime dienen, die in der Luft sich befinden, und mein Vergleich mit dem destillirten Wasser sollte nur bedeuten, dass, wenn man das Allerunschuldigste hineinbringt, vorausgesetzt, dass man nur eine Wunde macht, so klein sie sein mag, man immer Wunderysipel bekommen kann.

Herr Kormann: Mit dieser Anschauung erkläre ich mich einverstanden.

Vorsitzender: Ich schliesse die Discussion mit der Bemerkung, dass ich vollständig auf dem Standpunkt des Collegen Seemann stehe. Ich habe vorhin keineswegs meine Meinung äussern wollen, sondern nur gesagt, wenn wir eine Frage zur Discussion stellen, zu der bestimmte Thesen vorgeschlagen sind, während Referent und Correferent so entgegengesetzte Ansichten vertreten haben, der Eine und der Andere sich auf Untersuchungen der neuesten Zeit bezieht, die durch Untersuchungen der allerneusten Zeit wieder in Frage gestellt werden, so wird jede Gesellschaft gut thun, diese Thesen noch nicht als über alle Angriffe erhaben zu betrachten, und sich nur auf eine allgemeine Discussion, nicht auf eine Specialdiscussion der einzelnen Thesen einzulassen. Das ist ein Satz, den ich jetzt noch vollständig aufrecht halte. Ich erlaube mir daher, da die Discussion beendet ist, Ihnen jetzt den Vorschlag zu machen, dass wir uns auf eine Beschlussfassung weiter garnicht einlassen, sondern die ganze Discussion als zur Orientirung erwünscht und zweckmässig hiermit als abgeschlossen betrachten.

(Die Versammlung stimmt dem zu.)

Herr **Lender**-Kissingen:

Zur Kaltwasserbehandlung des Typhus bei Kindern.

M. H.! ich will Ihnen einen Fall von Typhus vorführen, der besonders durch den Verlauf und zweitens deshalb interessant ist, weil er so genau beobachtet ist, wie es wohl schwerlich in der Klinik möglich ist. Es ist darüber eine ganze Reihe von Tabellen angefertigt worden.

Ich will hier nur einen Punkt in's Auge fassen, der gerade in Uebereinstimmung steht mit dem, was mit Recht in Bezug auf die Therapie gilt, dass man doch das Alte nicht so leicht fallen lassen solle. Der Fall betraf einen 13jährigen Knaben, der am 4. August 1866 geboren und im Juni 1878 an Lungenentzündung und an Masern erkrankt war. Er wurde 1879 von Typhus ergriffen und behandelt von einem ausserordentlich tüchtigen landärztlichen Collegen in Mecklenburg. Datiren wir die Krankheit vom 28. September, so war am Ende der ersten Woche, am 3. October Abends 8 Uhr, mit 40,8° die höchste Temperatur vorhanden, die überhaupt im Verlaufe von 58 Tagen beobachtet worden ist. In der zweiten Woche fiel die Temperatur fortgesetzt, Ende der dritten Woche erreichte sie den niedrigsten Grad und dann begann wieder ein staffelförmiges Aufsteigen. Sie sehen also im grossen und ganzen den normalen Typhusverlauf, die letzten Stadien jedoch ausgedehnt. Der College war ein enragirter Anhänger der Abkühlungsmethode. Er verordnet sofort am 3. October, als er das Kind zum ersten Male sah: sowie das Kind 39° Temperatur hat, wird es sofort in ein Bad von 16° C. hineingebracht, Tag und Nacht, es mag schlafen oder nicht. Es wurden nun fortgesetzt alle 2 Stunden Messungen gemacht.

Es handelte sich um die Familie eines wissenschaftlich gebildeten Mannes, der sich selbst an den Messungen betheiligte.

Wenn das Kind 10 Minuten im Bade gelassen war, so traten Zeichen des Frostes ein und es wurde herausgenommen. Was geschah nun? Die charakteristischen Nachtschweisse traten hier nicht ein, und die Sache nahm kein Ende. Nach 4 Wochen wurde der Vater ungeduldig und suchte anderen Rath. Als ich hinkam, setzte ich sofort die Bäder aus und schon am Nachmittag begann ein 3stündiger Schweiss. Milzanschwellung war noch vorhanden.

Es ist allgemein anerkannt, dass derartige energische Abkühlungen Ausserordentliches leisten, besonders im ersten Stadium. Alle Aerzte haben aber immer bei der Behandlung des Typhus ein erstes und zweites Stadium unterschieden.

Ich glaube, dass die noch andauernde Anschwellung der Milz von den kalten Bädern herrührte. Ich erreichte nun von dem Collegen wenigstens soviel, dass er zugab, dass nur bei $39^1/_2{}^0$ gebadet und dass zweitens auch noch Chinin und Salicylsäure gegeben wurde. Es trat aber doch eine rheumatische Complication, eine allgemeine Bronchitis ein. Da wurde ich zum zweiten Male herbeicitirt und nunmehr wurde jedes Bad ausgesetzt und die Sache ging rasch zu Ende. Nur durch diese starke allgemeine Bronchialaffection, die den gesammten Brustkorb ergriffen, liess sich der College endlich bewegen, von jedem Bade Abstand zu nehmen.

Ich meine also, dass man von dem alten Bewährten nicht so rasch abgehen soll und nicht einseitig auf ein solches Princip der Abkühlung eingehen. Solche Abkühlungen sind zuweilen sehr misslich. Es zeigten sich hier die bösen Folgen der starken Abkühlungen aber auch darin, dass der Typhus hier 58 Tage gedauert hat, dass die Milzanschwellung bis dahin noch völlig vorhanden war, und dass eine rheumatische Affection eintrat, die ich nur dieser einseitigen und vielleicht etwas fanatischen Anwendung der kalten Bäder zuschreibe.

(Eine Discussion konnte der vorgerückten Zeit wegen nicht mehr stattfinden.)

Herr Scherff-Berlin: Mittheilungen über conservirte Milch und Vorführung von Proben derselben.

Herr Thilenius: M. H., wir sind am Ende der zweiten Versammlung der pädiatrischen Section der Gesellschaft für Heilkunde, und wenn auch in diesem Augenblicke die Zahl der Zuhörer etwas gelichtet erscheint, so glaube ich, es geht Ihnen doch allen wie mir. Wir haben eine Fülle von Anregungen und vor allen Dingen auch den Muth mit hinweggenommen, das Unternehmen mit allen Kräften fortzusetzen. Aller Anfang ist ja schwer; das zeigt sich auch hier in dem Beginnen der Gesellschaft für Heilkunde, eine specielle Section für Pädiatrie zu errichten. Ich verkenne keinen Augenblick, dass uns namentlich darin ein nicht zu unterschätzendes Hinderniss entgegensteht, dass auf der letzten Versammlung der Naturforscher sich eine kleine Section für diesen selben Zweig gebildet hat. Ich denke aber, das Gebiet, um das es sich hier handelt, ist ein so weites, die Zahl der Interessenten ist so gross, namentlich in einer Stadt von der Einwohnerzahl wie diese, dass wir vor der Zukunft nicht bange zu sein brauchen, am allerwenigsten, wenn die Leitung unserer Gesellschaft in so ausgezeichneten Händen ruht, wie es diesmal der Fall gewesen ist. (Bravo!) M. H., ich bitte Sie, unserm Herrn Vorsitzenden, der mit ebensoviel Liebenswürdigkeit als parlamentarischem Tact die Versammlung zu leiten gewusst hat, hiermit unseren aufrichtigsten und herzlichsten Dank auszusprechen, und lassen Sie mich die Bitte hinzufügen, dass er so wie bisher seine vortreffliche, hochschätzbare Kraft unseren Versammlungen auch ferner widmen möge. (Lebhaftes Bravo!) Ich bitte Sie, sich in Anerkennung dessen von Ihren Sitzen zu erheben. (Die Versammlung erhebt sich.)

Vorsitzender: M. H., ich danke Ihnen für diese besondere Auszeichnung. Ich weiss, wie grosse Nachsicht jeder in Anspruch nehmen muss. Ich vertrete die Interessen der Gesellschaft gern nach jeder Richtung hin. (Bravo!) Wenn wir in dem Sinne zusammenwirken, wie es treffend gestern College Salomon hervorgehoben hat, dass wir auf der Basis der Gesammtmedicin doch jeder einzelne soweit in die Specialität eingreifen, dass wir uns an deren Interessen betheiligen können, so, meine ich, werden wir auch weiter vorwärts kommen. Mit dem Vorsatze, auch künftig in diesem Sinne weiter zu streben, gehen wir Alle von dannen. Gestatten Sie mir, Ihnen zum Schluss für die mir gewährte Nachsicht meinen besonderen Dank auszusprechen und damit die Sitzung zu schliessen.

(Schluss der Sitzung $3^1/_2$ Uhr.)

Anhang.

I.

Zur Frage der sogenannten acuten Rachitis mit Bezug auf den letztjährigen Vortrag des Herrn Collegen Rehn-Frankfurt a. M.

Von

R. Förster-Dresden.

Bei der diesjährigen Versammlung ist die im vorigen Jahre in Aussicht genommene Discussion über den Vortrag des Herrn Rehn, da dieser verhindert war, an der Versammlung theilzunehmen, nicht auf die Tagesordnung gekommen. Es sei deshalb gestattet, nachträglich einige darauf bezügliche Bemerkungen beizubringen.

Der Vortragende hat gewiss im Sinne Vieler, welche den betreffenden Symptomencomplex zu beobachten Gelegenheit hatten, gesprochen, wenn er die Bezeichnung „acute Rachitis“ als nicht zutreffend bezeichnete. Wenigstens muss man, wenn dieser Name in Ermangelung eines bessern vorläufig beibehalten werden soll, keinerlei Zusammenhang mit der gewöhnlichen Rachitis dabei voraussetzen. Mit der negativen Seite jenes Vortrages bin ich somit ganz einverstanden, nicht so mit den gemachten positiven Vorschlägen.

Mir selbst stehen 4 eigene Beobachtungen zu Gebote und zwar bei Kindern im Alter von 8 Monat bis 1 Jahr 8 Monat, drei von ihnen neueren Datums, eine im Jahrbuch für Kinderheilkunde N. f. I Bd. veröffentlicht. Auf Grund dieser eigenen wie der fremden Beobachtungen kann ich der von Herrn Rehn versuchten Identificirung des fraglichen Leidens mit der primären infectiösen Knochenmarks- und Knochenhautentzündung Lücke's (Zeitschr. f. Chir. 4. Bd. 1878, S. 128) nicht zustimmen. Lücke, dessen Schilderung auch in der neuerlichen eingehenden Arbeit Kocher's (Deutsche Zeitschr. f. Chir. XI 1879, S. 87 und 218) von gewissen, hier weniger in Frage kommenden Punkten abgesehen, als zutreffend bezeichnet wird, hat den Charakter seiner Krankheit in bestimmten, mit fortlaufenden Zahlen versehenen Thesen gekennzeichnet. Folgende unter ihnen stehen mit dem Bilde der „acuten Rachitis“ in auffälligem Widerspruche:

„4. Zwischen der Einwirkung der Schädlichkeit und dem Auftreten der ersten Symptome der Krankheit pflegt ein Incubationsstadium von 2—3 Tagen zu liegen. Dann tritt, meist von einem Schüttelfroste eingeleitet, schnell ein intensives Fieber auf“ und

„6. Der Charakter des Fiebers ist ein typhöser. Die Temperatur steigt schell auf 40—41 Abend, auf 39—40 Morgens. Das Sensorium ist schon frühzeitig befangen; es treten oft bald Delirien auf. Die Zunge ist trocken, der Durst gross. Manchmal sind die Erscheinungen weniger heftig, doch bleibt der typhöse Charakter des Fiebers immer der gleiche. Während des Fiebers stellen sich in vielen Fällen Diarrhöen ein.“

Bei der „acuten Rachitis“ pflegt im Gegentheile kein, oder doch nur sehr geringes Fieber vorhanden zu sein; dasselbe trägt nie einen typhösen Charakter. Das Sensorium bleibt vollständig frei, Delirien fehlen. Ferner:

„5. Die Krankheit tritt local immer nur an einer einzigen Localität auf und kann auf dieselbe beschränkt bleiben.“

Die umfangreichen Beobachtungen Kochers ergeben hierbei, dass in der Regel der eine oder der andere Oberschenkel, nächstdem am häufigsten die Tibia zuerst ergriffen ist. Bei der „acuten Rachitis“ sind allerdings auch ganz vorzugsweise die Oberschenkel betroffen, aber in der Regel beide Seiten gleichzeitig und annähernd gleichmässig oder doch rasch hinter einander.

Nach der 7. These Lücke's kann die primäre Erkrankung sowohl im Perioste, wie im Knochenmarke ihren Sitz haben und (nach 9) sowohl in der Diaphyse, wie in der Epiphyse, häufiger in den Röhrenknochen, seltener vorwiegend in spongiösen Knochen. Am Orte der ersten Erkrankung kommt es (nach 12) gewöhnlich zur Eiterung und partiellen Necrose.

Bei der „acuten Rachitis" können allerdings ebenfalls Diaphyse wie Epiphyse erkranken. Es scheint aber eine Erkrankung des Knochenmarkes äusserst selten vorzukommen. Eiterung oder gar Necrosenbildung sind mindestens ein ganz ungewöhnliches Ereigniss. Heilung durch einfache Rückbildung ist weitaus die Regel. In einem meiner Fälle waren beide Oberschenkeldiaphysen nahezu in ihrer ganzen Länge geschwellt und druckempfindlich. In einem anderen Falle war die Trochanterengegend erst der einen, dann der anderen Seite geschwellt und ebenfalls druckempfindlich, dabei die Rotation und die vollständige Streckung der Oberschenkel erschwert. In einem dritten Falle standen beide Kniee und Hüftgelenke in Beugecontractur, alle passiven Bewegungen verursachten heftige Schmerzen, in geringerem Maasse jede Berührung der Oberschenkel. In meinem vierten und letzten Falle waren vorzugsweise die Kniee, ohne bemerkbare Schwellung äusserst empfindlich gegen Druck und Bewegung; sie standen in mässiger Beugecontractur. Alle diese Fälle, welche ja wieder ein recht verschiedenes Bild zeigten und leicht ganz verschieden gedeutet werden könnten, waren vereinigt durch die überall vorhandene, z. Th. höchst intensive blutige Suffusion des Zahnfleisches.

Diese Suffusion ist von Lücke in keiner seiner Thesen als Symptom der infectiösen Osteo-Myelitis und Periostitis aufgeführt worden. Ebensowenig thut dies Kocher, wenn schon er in einem Falle (a. a. O. S. 128) neben hohem Fieber und neben Blutungen der erkrankten Knochenpartieen auch Entzündung, Geschwürsbildung, blutige Suffusion und starke Schleimabsoderung des Zahnfleisches beobachtete. Es handelte sich hier eben um den vereinzelten Fall einer complicatorischen hämorrhagischen Diathese. Für die „acute Rachitis“ dürfte die blutige Suffusion in der Umgebung der durchgebrochenen Zähne gerade pathognomonisch sein. Die Schleimhaut ist oft strotzend mit Blut unterlaufen; Geschwürsbildung und stärkere Schleimabsonderung scheinen nicht die Regel zu bilden, in meinen Fällen fehlten sie gänzlich. Die Affection hat demnach keine Verwandtschaft mit Stomacace. Beachtenswerth möchte es sein, dass auch blutige Diarrhöen beobachtet wurden. Höchst wünschenswerth wäre es daher, in frischen Fällen die Natur der Knochenauftreibungen anatomisch zu untersuchen. Es ist ja nicht unmöglich, dass es sich auch hier ursprünglich um hämorrhagische Ergüsse handelt.

Zum Schlusse sei noch erwähnt, dass Kocher alle seine Fälle im Alter von 8—25 Jahren beobachtete, während die „acute Rachitis“ eine Krankheit vorzugsweise der frühesten Lebensjahre darstellt. Meine vier Fälle gehören alle den beiden ersten Lebensjahren an.

Man wird daher wohl vor der Hand die „acute Rachitis“ als eine Krankheit sui generis betrachten müssen und, bis zur Erlangung genauerer Kenntniss über sie, vielleicht am besten thun, den bisherigen Namen vorläufig beizubehalten.

II.

Bezüglich des auf p. 27 angeführten Antrages von Herrn Beneke, den die Versammlung zum Beschluss erhoben hat, ist im Mai folgender Aufruf erlassen worden:

Auf Grund eines Beschlusses des zweiten, am 5. und 6. April d. J. zu Berlin abgehaltenen Congresses deutscher Kinderärzte (pädiatrische Section der Gesellschaft für Heilkunde zu Berlin) sind die Unterzeichneten zusammengetreten, um Vorkehrungen zu treffen, unbemittelte kranke Kinder der segensreichen Wirkung der Nordseeluft theilhaftig werden zu lassen.

Unzweifelhaft giebt es gegen viele die Erhaltung des Lebens bedrohende Krankheitszustände des kindlichen Alters kein Heilmittel, welches auch nur in ähnlicher Weise wirksam wäre wie die Nordseeluft. In Anerkennung dieser Thatsache hat man bereits seit langer Zeit an den englischen und französischen Nordseeküsten Hospitale und Asyle errichtet, in welchen schwer erkrankte unbemittelte Kinder während der Sommer- und Herbstmonate unentgeltlich oder gegen geringe Verpflegungsgelder Aufnahme finden, und die in diesen Anstalten erzielten Heilresultate dürfen oft geradezu als überraschend günstige bezeichnet werden. Mit besonderer Auszeichnung sind die in Margate am Ausfluss der Themse gelegenen Anstalten zu nennen.

In Deutschland haben sich die humanitären Bestrebungen in neuerer Zeit vielfach der Hebung der Gesundheitszustände der Kinder unbemittelter Familien zugewandt. Man hat sog. Feriencolonien eingerichtet, an Heilbadeorten, namentlich Soolbädern, Kinderhospitäler gegründet, Badeanstalten in Städten hergestellt u. s. w. — und alle diese Unternehmungen sind von so schönen Erfolgen begleitet, dass man denselben nur die lebhafteste Theilnahme wünschen kann. Aber es existirt eine Reihe von Krankheitszuständen der Kinderwelt, für welche von allen diesen Einrichtungen stets nur ein halber oder auch nur ein sehr geringer Erfolg erwartet werden darf, für welche der 6—8 wöchentliche Genuss der Nordseeluft dagegen eine sehr entschiedene Besserung, wenn nicht volle Heilung in sichere Aussicht stellt. Den in dieser Weise leidenden unbemittelten Kindern die hülfreiche Hand zu bieten, ist das Bestreben und der Wunsch der Unterzeichneten.

Um diesen Wunsch zu realisiren, besteht die Absicht, womöglich an mehreren unserer Nordseebäder — Norderney, Borkum, Sylt — Heilstätten zu errichten, in welchen unbemittelte Kinder ein für die Sommermonate geeignetes Unterkommen und Pflege finden können, die Kinder uuter geeigneter Aufsicht an die bezeichneten Orte zu senden und an denselben längere oder kürzere Zeit zu belassen, denselben ärztliche Pflege zu verschaffen und auch für deren erziehliche Obhut zu sorgen.

Es existirt bis dahin nur in Norderney ein für die Aufnahme kranker unbemittelter Kinder bestimmtes Haus, welches gleichzeitig 20 Kindern Unterkommen gewähren kann und schon jetzt nach Maassgabe des beschränkten Raumes in dringenden Fällen zu benutzen ist. Die Zahi der Kinder, welche der Heilwirkung der Nordseeluft durchaus bedürfen, ist aber so gross, dass die Beschränktheit der jetzigen Zustände nur zu lebhaft empfnden werden muss.

Deshalb wenden sich die Unterzeichneten an die Freunde der Gesundheitspflege unbemittelter und schwer erkrankter Kinder, mit der Bitte, sie in ihrem Unternehmen unterstützen zu wollen. Gelingt es, die erforderlichen Mittel zusammenzubringen, so würde mit der Errichtung von Heilstätten auf Borkum, Sylt oder Norderney vorangegangen werden. Je nach den Verhältnissen der betreffenden Familien würden die Kinder ganz unentgeltlich oder gegen Zahlung eines geringen Beitrages zu den Kosten aufgenommen werden.

Die Entscheidung über die Aufnahme der Kinder würde in die Hände eines sachverständigen ärztlichen Ausschusses des unterzeichneten Comités gelegt und auf Grund genauer ärztlicher Berichte oder persönlicher Untersuchung so wie auf Grund beglaubigter Bedürftigkeitszeugnisse und Führungsatteste gefällt werden.

Die Errichtung von Freibetten und A. bleibt späterer Bestimmung vorbehalten.

Ein jährlicher Bericht würde über die Resultate des Unternehmens, so wie über Alles, was Stand und Fortgang desselben betrifft, Rechenschaft ablegen.

Die Unterzeichneten beschränken sich zunächst auf diese Skizze des beabsichtigten Unternehmens und legen ihre Bitte, in der Ueberzeugung, dass was dem kindlichen Organismus an rechtzeitiger Hülfe geleistet wird zehnfache Früchte trägt, vertrauensvoll in die Hände aller derjenigen, welche für die Hebung der Leiden schwer erkrankter Kinder und die Brauchbarmachung derselben für das Leben ein volles Herz haben. — Das richtige Mittel zu rechter Zeit angewendet, wird nicht nur manches Leben erhalten, sondern auch spätere dauernde Hülfe und Unterstützung entbehrlich machen und damit andere Unterstützungs- und Krankenanstalten entlasten. — Die frühzeitige Beseitigung oder Besserung constitutioneller Krankheitsanlagen des kindlichen Alters wird, so darf man hoffen, segensreich fortwirken auf die zweite und dritte Generation und damit in Etwas der zunehmenden Verbreitung verderblicher Krankheitsanlagen entgegenwirken.

Berlin, im Mai 1880.

Beneke (Marburg). P. Boerner (Berlin). Ed. Cohen (Hamburg). Esmarch (Kiel). C. A. Ewald (Berlin). Förster (Dresden). Frerichs (Berlin). Fromm (Norderney). Gerhardt (Würzburg). Gusserow (Berlin). Hennig (Leipzig). Hüpeden (Hannover). v. Langenbeck (Berlin). Lent (Cöln). Leyden (Berlin). Liebreich (Berlin). Löwe (Berlin). Mettenheimer (Schwerin). Mosler (Greifswald). Pletzer (Bremen). Max Salomon (Berlin). Thilenius (Soden). Winckel (Dresden). Zuelzer (Berlin).

Weiterhin traten bis zum 10. December die nachstehend verzeichneten Herren dem Comité bei:

von Alten, Oberkammerherr, Excellenz (Oldenburg). G. Albrecht (Bremen). von Beaulien-Marconnay, Oberlandesgerichtspräsident (Oldenburg). von Bennigsen, Landesdirector (Hannover). Dr. Blasius, Arzt (Braunschweig). Biedenweg, Regierungsrath (Hannover). Buderus, Hüttenwerksbesitzer (Lollar). Coppel, Banquier (Hannover). von Cranach, Landrath (Hannover). G. Deetjen, Rentier (Bremen). Dr. Dohrn, Professor (Marburg). W. Frickhöffer, Prediger an St. Petri (Bremen). Dr. Goltdammer, Sanitätsrath (Berlin). Dr. Heinrici, Professor (Marburg). Henschel, Geheimer Commerzienrath (Cassel). Hahnebuth, Badinspector (Norderney). G. Knauer, Kaufmann (Hamburg). Kuhlmann, Bürgermeister (Norderney). J. Kradolfer, Prediger an St. Remberti (Bremen). Dr. Leuckart, Geh. Hofrath und Professor (Leipzig). Th. Lürmann (Bremen). Andr. Meyer, Oberingenieur (Hamburg). H. H. Meier, Dr. juris (Bremen). Dr. Müller, Oberstabsarzt (Oldenburg). Dr. Nielsen, Geh. Oberkirchenrath (Oldenburg). Niemeyer, Inselvogt (Norderney). Dr. Friedr. Oetker (Cassel). Ommen, Apotheker (Norderney). Propping, Bankdirector (Oldenburg). Freiherr von Nordeck zur Rabenau (Friedelhausen). Ramsauer, Oberregierungsrath (Oldenburg). Joh. Robinow, Kaufmann (Hamburg). Freiherr von Schrenk, Oberbürgermeister (Oldenburg). Dr. Sieveking, Präsident des hanseatischen Oberlandesgerichtes (Hamburg). Dr. Thalheim, Arzt (Norderney). Thorade, Director der Leihbank (Oldenburg). Freiherr von Vincke, Kammerherr und Königl. Badecomissair auf Norderney (Zeesen). Dr. jur. Westerkamp, Professor (Marburg). Wiebe, Geh. Regierungsrath und Professor (Berlin). von Wurmb, Regierungspräsident (Wiesbaden).

Am 10. September erschien die folgende Adresse:

Durchdrungen von der Erspriesslichkeit der Bestrebungen für die Gründung von maritimen Kinderasylen, welche das hochverehrliche Comité angeregt hat, und in dem aufrichtigen Wunsche, diese Bestrebungen zu fördern, sehen sich die ergebenst Unterzeichneten veranlasst, dem hochverehrlichen Comité die folgenden Erwägungen zu unterbreiten.

Bei dem Versuche, für die Bestrebungen des hochverehrlichen Comités zu Gunsten der Gründung von Kinderasylen Theilnahme zu erwecken, ist uns vielfach die Frage entgegengehalten worden, warum denn bloss an der Nordsee Kinderasyle gegründet werden sollen, und nicht auch an der Ostsee, welche anerkanntermaassen an ihren Küsten und auf ihren Inseln ganz ähnliche Heilpotenzen darbietet, wie die Nordsee? Ohne entfernt hier den sehr müssigen Streit anregen zu wollen, was wirksamer sei, Nordseeluft oder Ostseeluft, Nordseebad oder Ostseebad, und überzeugt von den herrlichen Resultaten, die an der Nordsee bei constitutionellen Kinderkrankheiten erreicht werden, dürfen wir doch nicht unterlassen, darauf hinzuweisen, dass auch an der Ostseeküste alljährlich, in Heiligendamm schon seit 1794 die unwiderleglichsten Erfahrungen über den günstigen Einfluss der dort gegebenen natürlichen Verhältnisse auf die Gesundheit der Kinder gemacht werden; dass ferner in dem Herantreten ausgedehnter Laubwaldungen an die Ostseeküste, in dem Vorhandensein einer höchst wirksamen Soole in unmittelbarer Nähe derselben eigenthümliche Vorzüge der baltischen Küste gegeben sind, welche die Nordsee entbehrt, und welche, geschickt benutzt, zu ganz vorzüglichen Heilresultaten geführt haben und täglich führen.

Den Bewohnern der baltischen Küsten und den Aerzten, die in den Ostseeländern practiciren, wird es nun kaum verständlich gemacht werden können, warum in dem grossen hygieinischen Plan, zu dem man in Berlin den Grund gelegt hat, die heimischen Küsten mit ihren Heilpotenzen übergangen werden sollen. Man wundert sich darüber und mit Recht, dass die Kinder der ärmeren Bewohner der Ostseeprovinzen, wenn man sie den Einwirkungen des Seeklimas aussetzen will, erst die grosse Reise nach der Nordse machen sollen. Es erscheint, mit einem Worte, die Benutzung der Kinderasyle an der Nordsee für die kranken Kinder der Ostseeprovinzen als ein Umweg, der, schon der Kosten wegen, zu vermeiden ist, und dessen praktischer Verwirklichung in der bisher vorgeschlagenen Form die Bewohner der baltischen Länder schwerlich eine grosse Geneigtheit zu Geldopfern entgegenbringen dürften. Daher erlauben sich die ergebenst Unterzeichneten, im Interesse des Gelingens der von dem hochverehrlichen Comité angeregten guten Sache, die ergebenste Bitte auszusprechen, „das hochverehrliche Comité wolle die oben angeführten Gründe für die Errichtung von Kinderasylen an der Ostsee würdigen und seine bisherigen Bestrebungen thunlichst dahin erweitern, dass künftighin die deutschen Küsten und Inseln überhaupt, also auch die baltischen Küsten und Inseln, nicht die der Nordsee allein, zur Errichtung von Asylen in's Auge gefasst und empfohlen werden".

Den 10. September 1880.

In der vorzüglichsten Hochachtung ganz ergebenst:

Dr. Abegg, Geh. Sanitätsrath und Medicinalrath (Danzig). Dr. Beuzler, Sanitätsrath (Zoppot). Dr. Blanck, Oberstabsarzt a. D. (Schwerin). Bolten, Geh. Hofrath (Rostock). Dr. Buchholz, Med.-Rath (Schwerin). Dr. Brückner, Geh. Sanitätsrath (Schwerin). Professor Clement, Bankdirector (Schwerin). Dr. Crüwell, Ribnitz. Dr. Doehn (Schwerin). Dr. Dornblüth, practischer Arzt (Rostock). Dr. Freymuth, Kreisphysikus (Danzig). Dr. Grünberg, Sanitätsrath (Stralsund). Dr. Harmsen, practischer Arzt (Lüneburg). Dr. von Haselberg, Sanitätsrath (Stralsund). Dr. Heise (Schwerin). Dr. Hirschfeld, Sanitätsrath (Colberg). Dr. Hoppe (Schwerin). Dr. Keil (Rostock). von Koppelow, Geh. Kammerrath (Schwerin). Dr. Kortüm, Arzt in Swinemünde und Heringsdorf. Dr. Krauer (Misdroy). Dr. Lesenberg, Stadtphysikus (Rostock). Dr. Lüders (Eckernförde). Dr. Mettenheimer, Geh. Med.-Rath, grossherzogl. Leibarzt (Schwerin). Dr. Oppermann (Tagard) Badearzt in Krampas und Lohme. Dr. Reder (Rostock). Dr. Riebau, Stabs- und Garnisonarzt (Swinemünde). Dr. Scheven, Med.-Rath, Kreisphysikus (Rostock). Dr. Scheven, Med.-Rath (Malchin). Dr. Schlaikier, Kreisphysikus (Apenrade). Dr. Schultze, Sanitätsrath, Badearzt (Swinemünde, Uelzen). Dr. Schuster (Landdrostei Lüneburg). Dr. Stubenrauch (Ribnitz). Dr. Thierfelder, Geh. Med.-Rath, Director der med. Klinik (Rostock). Dr. Uffelmann, Prof. der Medicin (Rostock). Dr. Vogt (Heringsdorf). Dr. Wagner (Ribnitz). Dr. von Wallenstedt (Heringsdorf). Dr. Wegner, pract. Arzt (Cammin) und Badearzt in Dievenow. Dr. Albert Weiss, Reg.- und Med.-Rath (Stettin). Dr. Wendt (Schwerin). Dr. Wilhelmi, Sanitätsrath, Kreisphysikus (Swinemünde).

Inzwischen hat der provisorische Vorsitzende Herr Beneke ein geeignetes Terrain zur Erbauung von Kinderheilstätten auf Norderney gesichert. Die Verhandlungen über Erweiterung des ursprünglichen Planes nach obigem Vorschlage der baltischen Aerzte sind noch nicht abgeschlossen.

MIX
Papier | Fördert gute Waldnutzung
FSC® C083411

Zeitfracht Medien GmbH
Ferdinand-Jühlke-Straße 7
99095 Erfurt, Deutschland
produktsicherheit@kolibri360.de